Medische achtergronden bij triage

Medische achtergronden bij triage

S. van Gunst

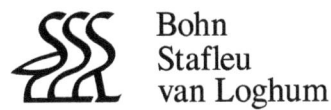
Bohn
Stafleu
van Loghum

Springer Media

Houten 2012

© 2012 Bohn Stafleu van Loghum, onderdeel van Springer Media

Alle rechten voorbehouden. Niets uit deze uitgave mag worden verveelvoudigd, opgeslagen in een geautomatiseerd gegevensbestand, of openbaar gemaakt, in enige vorm of op enige wijze, hetzij elektronisch, mechanisch, door fotokopieën of opnamen, hetzij op enige andere manier, zonder voorafgaande schriftelijke toestemming van de uitgever.

Voor zover het maken van kopieën uit deze uitgave is toegestaan op grond van artikel 16b Auteurswet j° het Besluit van 20 juni 1974, Stb. 351, zoals gewijzigd bij het Besluit van 23 augustus 1985, Stb. 471 en artikel 17 Auteurswet, dient men de daarvoor wettelijk verschuldigde vergoedingen te voldoen aan de Stichting Reprorecht (Postbus 3060, 2130 KB Hoofddorp). Voor het overnemen van (een) gedeelte(n) uit deze uitgave in bloemlezingen, readers en andere compilatiewerken (artikel 16 Auteurswet) dient men zich tot de uitgever te wenden.

Samensteller(s) en uitgever zijn zich volledig bewust van hun taak een betrouwbare uitgave te verzorgen. Niettemin kunnen zij geen aansprakelijkheid aanvaarden voor drukfouten en andere onjuistheden die eventueel in deze uitgave voorkomen.

ISBN 978 90 313 9163 9
NUR 891
Ontwerp omslag: Mariël Lam, Empel ('s-Hertogenbosch)
Ontwerp binnenwerk: Studio Bassa, Culemborg
Automatische opmaak: Crest Premedia Solutions (P) Ltd., Pune, India

Eerste druk 2009
Tweede herziene druk 2012

Basiswerk AG staat onder redactie van:
H. Elling (AA)
J. van Amerongen (DA)
A. Reiffers (DA)

Bohn Stafleu van Loghum
Het Spoor 2
Postbus 246
3990 GA Houten
www.bsl.nl

Inhoud

	Woord vooraf	15
1	**Wat is triage?**	16
1.1	Nederlandse Triage Standaard	16
	Toestandsbeeld, geen diagnose	16
	Protocollen	17
	Triagecriteria	17
	De juiste vragen	18
1.2	Stappen binnen de triage	18
	Stap 1: Verstoring in of uitval van vitale functies (U0)	19
	Stap 2: Sprake van trauma?	21
	Stap 3: Geen storing in of uitval van vitale functies, geen trauma	23
	Stap 4: Het vervolgtraject inzetten	27
1.3	Waarom dit boek?	29
2	**Armklachten**	30
	Wat is het?	30
	Is het ernstig?	30
	CVA	30
	Hernia en andere zenuwaandoeningen	31
	Arm bleek en koud – vaatletsel/compartimentsyndroom	32
	Zwelling, roodheid, pijn in gedeelte van de arm	33
	Ontsteking aan een vinger	33
	Triage	33
3	**Beenklachten: dik, rood been**	35
	Wat is het?	35

	Is het ernstig?	35
	Dik rood been en bloedstolsel	35
	Dik rood been en kortademig	36
	Dik rood been na plotselinge pijn in kuit	37
	Pijnlijke rode plek op het been	37
	Beide benen dik	37
	Triage	38

4 Bewusteloosheid, wegraking en insult — 39
Wat is het? — 39
Is het ernstig? — 39
Plotselinge bewusteloosheid en cardiale pijn of hartkloppingen — 39
Bewusteloosheid door glucoseproblemen — 40
Bewusteloosheid door te hoog glucosegehalte — 41
Bewusteloosheid/insult/coma door gestoorde hersenfunctie — 41
Bewusteloosheid direct na een ongeval/LSH — 42
Bewusteloosheid een aantal uren na het ongeval/PIC — 42
Bewusteloosheid door psychische oorzaken — 43
Epilepsie — 43
Koortsstuipen — 44
Flauwvallen (syncope of collaps) — 44
Flauwvallen bij ouderen — 45
Triage — 46

5 Bloedneus — 48
Wat is het? — 48
Is het ernstig? — 48
Bloedneus na een ongeval — 48
Bloedneus en 'verkoudheid' — 49
Bloedneus en verminderde bloedstolling — 49
Bloedneus en 'iets in de neus' — 49
Triage — 50

6 Braken — 52
Wat is het? — 52
Is het ernstig? — 52

	Bloed braken	53
	Braken en hevige buikpijn	53
	Braken en hoofdpijn	54
	Braken en hoofdpijn na ongeval	54
	Uitdroging (dehydratie)	54
	Braken bij zwangerschap	55
	Buikgriep (gastro-enteritis)	55
	Voedselvergiftiging	55
	Maagslijmvliesontsteking (gastritis)	55
	Triage	56
7	**Buikpijn bij kinderen**	**58**
	Wat is het?	58
	Is het ernstig?	58
	Buikpijn na een ongeval	59
	Buikpijn en koorts	59
	(Hevige) buikpijn en bobbel in de lies	60
	Jongens met hevige pijn in de onderbuik	61
	Volvulus	61
	Invaginatie	62
	Baby's met darmkrampjes	62
	Triage	63
8	**Buikpijn bij volwassenen**	**65**
	Wat is het?	65
	Is het ernstig?	65
	Aneurysma	66
	Maagperforatie	66
	Acute buikpijn bij zwangere vrouwen	67
	Hevige buikpijn en niet meer kunnen plassen	67
	Galsteenkoliek en galblaasontsteking	68
	Niersteenkoliek	69
	Pijn in bovenbuik	70
	Pijn en bloed braken	70
	Buikpijn en rectaal bloedverlies	71
	Diverticulitis	71
	Darmafsluiting (ileus)	72
	Tumor	72
	Liesbreuk	73

	Acute blindedarmontsteking	73
	Pijn in de onderbuik bij vrouwen	73
	Spastische darmen	74
	Triage	76
9	**Diabetes**	**78**
	Wat is het?	78
	Is het ernstig?	79
	Te laag glucosegehalte in het bloed (hypoglykemie)	79
	Te hoog glucosegehalte in het bloed (hyperglykemie)	80
	Triage	81
10	**Diarree**	**82**
	Wat is het?	82
	Is het ernstig?	82
	Voedselvergiftiging	83
	Parasiet	83
	Andere oorzaken	83
	Opletten bij medicijngebruik	83
	Reizigersdiarree	84
	Triage	85
11	**Duizeligheid**	**89**
	Wat is het?	89
	Ernstig of niet?	90
	Duizeligheid en ernstige symptomen	90
	Duizeligheid en ongeval met het hoofd	90
	Ziekte van Ménière	90
	Aanvalsgewijze positieduizeligheid (BPPD)	91
	Duizeligheid en geneesmiddelengebruik	91
	Duizeligheid en stress	92
	Duizeligheid en flauwvallen	93
	Triage	93
12	**Hartkloppingen**	**95**
	Wat is het?	95
	Is het ernstig?	95

	Te snelle hartslag en vegetatieve verschijnselen	96
	Onregelmatige hartslag en duizeligheid	96
	Aanvallen van te snelle hartslag	97
	Te langzame hartslag	98
	Overslaan van het hart	98
	Triage	98
13	**Hoesten**	**100**
	Wat is het?	100
	Is het ernstig?	100
	Bloed ophoesten	101
	Hoesten en ernstig zieke indruk	101
	Hoesten en kortademigheid	102
	Hoesten en medicijnen voor hart of longen	103
	Hoesten en medicijnen tegen hoge bloeddruk	105
	Infectie van neus of bijholten	105
	Triage	105
14	**Hoofdpijn**	**108**
	Wat is het?	108
	Is het ernstig?	108
	Hoofdpijn en meningeale prikkeling	109
	Plotseling ontstane zeer heftige hoofdpijn	110
	Onbekende hoofdpijn en schedeltrauma gehad	110
	Hoofdpijn en zwanger	110
	Spanningshoofdpijn	111
	Migraine	111
	Clusterhoofdpijn	112
	Hoofdpijn door geneesmiddelen of dranken met cafeïne	112
	Triage	113
15	**Insectensteek of -beet**	**115**
	Wat is het?	115
	Is het ernstig?	115
	Anafylactische shock	116
	Quincke's oedeem	117
	Ontsteking in de huid	118
	Ziekte van Lyme	118
	Triage	119

16 Keelklachten — 121
- Wat is het? — 121
- Is het ernstig? — 121
- Keelpijn en kwijlen — 121
- Keelpijn en mond niet meer kunnen openen — 122
- Keelpijn en huiduitslag — 122
- Ziekte van Pfeiffer — 123
- 'Iets in de keel' — 123
- Antibioticum? — 123
- Triage — 124

17 Koorts — 126
- Wat is het? — 126
- Is het ernstig? — 126
- Koorts bij kinderen en uitdroging — 127
- Kinderen en koortsstuip — 128
- Koude rilling — 128
- Griep — 129
- Sepsis — 129
- Oververhitting (hyperthermie) — 130
- Koorts na bezoek aan (sub)tropen — 130
- Koorts en huiduitslag — 130
- Waterpokken — 132
- Vijfde ziekte — 132
- Zesde ziekte — 132
- Roodvonk — 133
- Triage — 134

18 Kortademigheid — 138
- Wat is het? — 138
- Is het ernstig? — 138
- Kortademigheid en bloed ophoesten — 139
- Plotselinge kortademigheid — 139
- Pneumothorax ('klaplong') — 140
- Thoraxtrauma — 140
- Longembolie — 140
- Kortademigheid na verslikken of voorwerp inslikken — 141
- Astma cardiale — 141

	Hartfalen	141
	Bronchiolitis	142
	Pseudokroep	142
	Astma	143
	COPD	144
	Longontsteking (pneumonie)	145
	Kinkhoest	146
	Kortademigheid door stress	147
	Triage	147
19	**Nekklachten**	**149**
	Wat is het?	149
	Is het ernstig?	149
	Nekklachten en meningeale prikkeling	150
	Nekklachten door hernia	150
	Overbelasting	151
	Nekpijn na een ongeval	152
	Triage	152
20	**Neurologische uitval**	**154**
	Hoe komt het?	154
	Is het ernstig?	155
	CVA door vaatafsluiting	155
	CVA door bloeding	156
	Neurologische uitval na trauma	157
	TIA	157
	Scheef gezicht	158
	Triage	158
21	**Obstipatie**	**160**
	Wat is het?	160
	Is het ernstig?	161
	Obstipatie en braken	161
	Invaginatie (zie ook: Buikpijn bij kinderen)	161
	Coloncarcinoom	161
	Pijn bij ontlasting	161
	Aambeien	162
	Triage	162

22	**Oogklachten**	**165**
	Wat is het?	165
	Is het ernstig?	166
	Pijn in het oog	166
	Regenboogvliesontsteking	166
	'Iets in het oog'	166
	Trauma	167
	Lichtflitsen, uitval van een deel van het gezichtsveld	167
	Dubbelzien	168
	Acute visusdaling van één oog	168
	Rood, ontstoken oog	168
	Staar (cataract)	171
	Maculadegeneratie	171
	Bloeding onder het bindvlies	171
	Bultjes op het oog	171
	Triage	172
23	**Oorklachten**	**175**
	Wat is het?	175
	Is het ernstig?	176
	Middenoorontsteking (otitis media acuta: OMA)	176
	Pijn achter de oorschelp	177
	Oorklachten met duizeligheid	178
	Ontsteking van de gehoorgang	178
	Aandoeningen aan de oorschelp	178
	Triage	179
24	**Pijn op de borst**	**182**
	Wat is het?	182
	Is het ernstig?	182
	Pijn op de borst door het hart of de kransslagaderen	182
	Aneurysma	186
	Pijn die vastzit aan ademhaling plus benauwdheid	186
	Plotselinge pijn op de borst	186
	Slokdarmkramp (refluxoesofagitis)	187

	Pijn op de borst door psychische oorzaken	187
	Triage	188
25	**Rugpijn**	**190**
	Wat is het?	190
	Is het ernstig?	191
	Hevige pijn, uitstraling naar de rug	191
	Hevige buikpijn	191
	Rugpijn, uitstralend tot onder de knie	191
	Patiënt ouder dan 50 en voor het eerst rugpijn	192
	Ziekte van Bechterew	192
	Rugpijn en koliekpijn	193
	Rugpijn en koorts	193
	Triage	193
26	**Suïcidaal**	**195**
	Wat is het?	195
	Wat is van belang?	195
	Aanleidingen	196
	Triage	197
27	**Urinewegproblemen**	**199**
	Wat is het?	199
	Is het ernstig?	199
	Klachten bij het plassen met hevige buikpijn	199
	Klachten bij het plassen en koude rilling	199
	Niet kunnen plassen (urineretentie)	200
	Ongecompliceerde urineweginfectie	200
	Gecompliceerde urineweginfecties	201
	Klachten bij het plassen en genitale jeuk of ongewone afscheiding	202
	Triage	202
28	**Vergiftiging (intoxicatie)**	**205**
	Wat is het?	205
	Is het ernstig?	206
	Vergiftigingen bij kinderen	207
	Vergiftigingen bij volwassenen	208
	Loog, zuur of kalk in het oog	209

	Vergiftigingen bij ouderen	209
	Vergiftiging via de longen	210
	Vergiftiging door alcohol of andere middelen	211
	Triage	211
29	**Vreemd gedrag**	**213**
	Wat is het?	213
	Is het ernstig?	213
	Plotseling vreemd gedrag bij ouderen	214
	Delier	214
	Koortsdelier	216
	Psychose	216
	Al bekend in de psychiatrie	218
	Verwardheid bij diabetes	219
	Vreemd gedrag na een schedeltrauma	219
	Triage	219
	Register	**221**

Woord vooraf

Triage is het beoordelen van de urgentie van de hulpvraag. Dit gebeurt door de triagist, bijvoorbeeld de doktersassistent. De triagist bepaalt met hoeveel spoed een patiënt beoordeeld moet worden. Vervolgens bepaalt de triagist wat er moet gebeuren: naar de huisarts – al dan niet met spoed – of zelf advies geven. Of, als dat zo afgesproken is, de ambulance waarschuwen en vervoer naar de Afdeling Spoedeisende Hulp regelen. Bij eenvoudige klachten geeft de assistent zelf voorlichting en advies.

Waar in het boek *Triage, Klacht- en patiëntgerichte telefonische communicatie* de communicatieve aspecten van triage aan bod kwamen, geeft dit boek de medische achtergrond van de triage in de huisartsenpraktijk. De meeste klachten die in de huisartsenpraktijk worden gepresenteerd, vereisen geen spoedeisende hulp. Maar natuurlijk komen er ook spoedgevallen voor en ook dan moet de triage goed worden uitgevoerd.
In deze tweede herziene druk is een aantal zaken veranderd: de triagecriteria zijn aangepast aan de Nederlandse Triage Standaard (NTS) en verder zijn nadere inzichten uit de traumatologie in de tekst verwerkt.

Sietsche van Gunst, wetenschappelijk medewerker, onderwijskundige en doktersassistent (np), Ermelo, 2012

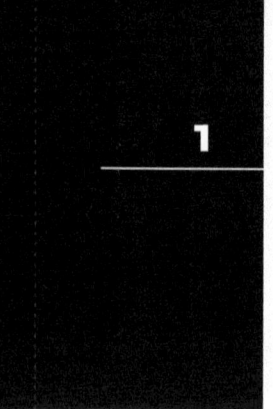

1 Wat is triage?

Triage is het beoordelen van de urgentie van de hulpvraag, dat wil zeggen dat de triagist[1] bepaalt met hoeveel spoed een patiënt onderzocht en behandeld moet worden. Vervolgens bepaalt de triagist de wijze waarop de hulpvraag het beste kan worden beantwoord en door wie die patiënt gezien moet worden. We onderscheiden telefonische triage en fysieke triage (patiënt aan telefoon of de balie).

1.1 Nederlandse Triage Standaard

Binnen allerlei organisaties in Nederland werken triagisten, bijvoorbeeld op de afdeling Spoedeisende Hulp van een ziekenhuis, ambulanceposten, huisartsenposten en in huisartsenpraktijken. Het zijn meestal de doktersassistenten die de triage in huisartsenposten en -praktijken verrichten. Tot voor kort gebruikten verschillende organisaties ieder hun eigen protocol. Nu zijn al die protocollen op elkaar afgestemd, zodat er overal op dezelfde manier triage wordt verricht. Iedereen spreekt dus dezelfde triagetaal en dat heeft als voordeel dat de patiënt makkelijker van de ene organisatie naar de andere kan worden verwezen. Dit nieuwe systeem heet: Nederlandse Triage Standaard (NTS).

Toestandsbeeld, geen diagnose

De overstap naar de Nederlandse Triage Standaard bracht een belangrijke verandering met zich mee: niet de mogelijke *diagnose* is belangrijk, maar het *toestandsbeeld* van de patiënt. Het toestandsbeeld is de omschrijving van de klachten en de symptomen van de

---

[1] We hebben er in dit boek – uitgezonderd de gedeelten die praktijksituaties beschrijven – voor gekozen de volgende termen uitsluitend in de hij-vorm te gebruiken: triagist, huisarts, assistent, patiënt.

patiënt, en de ernst daarvan. Je zou dat de conditie van de patiënt kunnen noemen.

Om een voorbeeld te geven: je zegt niet meer dat een patiënt 'last van de maag' heeft, maar dat hij last heeft van 'braken, misselijkheid en pijn in de bovenbuik'. 'Last van de maag' is een diagnose, 'braken, misselijkheid en pijn' zijn symptomen. Als je bovendien nog beoordeelt hoe erg de klachten zijn voor de patiënt, heb je het toestandsbeeld omschreven. Een ander voorbeeld: je gaat er niet meer vanuit dat iemand 'griep' heeft, maar je gaat af op de symptomen: koorts, koude rillingen, spierpijn enzovoort. En je beoordeelt de ernst van de symptomen aan de hand van de urgentiecriteria.

Protocollen

Om goed triage te kunnen verrichten, heb je protocollen nodig. Voor de huisartsenposten en -praktijken heeft het Nederlands Huisartsen Genootschap (NHG) de NHG-TriageWijzer samengesteld. In de TriageWijzer staan protocollen aan de hand waarvan de doktersassistent kan bepalen met hoeveel spoed een klacht afgehandeld moet worden en hoe de patiënt het best geholpen kan worden. Het feit dat je in de triage werkt met toestandsbeelden, is ook terug te vinden in de indeling van de NHG-TriageWijzer. Alle klachten zijn ingedeeld achter tabbladen waarop symptomen staan, bijvoorbeeld 'buikklachten bij kinderen', 'koorts bij volwassenen', 'algehele malaise' (zich in het algemeen niet lekker voelen).

Triagecriteria

De triagecriteria vormen het belangrijkste onderdeel in de protocollen. Met de triagecriteria bekijkt de assistent met hoeveel spoed iemand geholpen moet worden.

Het gaat om de volgende triagecriteria:
- $U0$ = uitval van ten minste één vitale functie – dat betekent reanimatie. In de NHG-TriageWijzer staat een protocol aan de hand waarvan je de omstanders van de patiënt instructies kunt geven om te reanimeren.
- $U1$ = levensbedreigend: de huisarts moet meteen naar de patiënt toe. Ook de ambulancedienst kan meteen worden gewaarschuwd.

- U2 = spoed: de huisarts moet de patiënt binnen een uur zien. De patiënt moet waarschijnlijk naar de afdeling Spoedeisende Hulp.
- U3 = dringend: de huisarts moet de patiënt binnen enkele uren zien in verband met medische of emotionele redenen.
- U4 = routine: er is geen tijdsdruk, maar contact met de huisarts is noodzakelijk. De assistent maakt een afspraak voor de patiënt of overlegt met de huisarts over de patiënt.
- U5 = advies. Als het toestandsbeeld van de patiënt niet onder U0 tot en met U4 valt, kan de assistent zelf voorlichting en advies geven.

De juiste vragen

Om te kijken welk triagecriterium op de patiënt van toepassing is, moet je weten hoe de toestand (conditie) van de patiënt is. Dat doe je door de juiste vragen te stellen. Die vragen staan ook in de NHG-TriageWijzer.

1.2 Stappen binnen de triage

Zowel in de huisartsenzorg, de ambulancezorg als op de Afdeling Spoedeisende Hulp van een ziekenhuis zijn de stappen binnen triage steeds dezelfde. Iedere triagist gebruikt dus dezelfde methodiek. In deze paragraaf wordt eerst de triagemethodiek stapsgewijs beschreven, gevolgd door een uitgebreidere uitleg per stap.

Stappen:
1. Je begint de triage met na te gaan of er sprake is van een storing in of uitval van vitale functies (U0).
2. Daarna ga je na of er sprake was van een ongeval (trauma) als oorzaak van de klachten. Zo ja, dan kijk je achter het tabblad Trauma in de NHG-TriageWijzer, en je gebruikt een van de protocollen die daar gegeven worden (behalve bij oogtrauma: daarvoor kun je het protocol Oogklachten gebruiken).
3. Als er geen storing in of uitval van vitale functies is, en de klachten zijn niet het gevolg van een trauma, kies je het protocol uit de NHG-TriageWijzer dat het meest overeenkomt met de klachten van de patiënt. Je stelt allereerst de vragen die nagaan of er een

vitale functie van een orgaan bedreigd is (of op korte termijn gevaar loopt om uit te vallen: U1, U2 of U3).
4 Als laatste bepaal je hoe het vervolgtraject zal zijn.

Als je weet dat er sprake is van verstoring of uitval van vitale functies (U0), kun je natuurlijk na één vraag stoppen; de rest van de vragen stellen zou dan te veel tijd kosten!
Datzelfde geldt voor triagecriteria U1, U2 of U3: zodra je weet welk triagecriterium voor de patiënt van toepassing is, kun je stoppen met verdere vragen stellen.

Stap 1: Verstoring in of uitval van vitale functies (U0)

Als de patiënt niet meer ademt en er is geen polsslag meer, geef je omstanders instructies om te reanimeren. De instructies daarvoor staan in de NHG-TriageWijzer.
Als de patiënt ademt en er is een polsslag, en je hebt het vermoeden dat er sprake is van een andere levensbedreigende aandoening, ga dan na hoe erg de situatie is. Daarvoor wordt vaak ABCDE als instrument gebruikt.

ABCDE

Kader 1.1 ABCDE
ABCDE is de Engelse afkorting van:
- Airway (luchtweg)
- Breathing (ademhaling)
- Circulation (bloedsomloop)
- Disability (verminderd bewustzijn)
- Exposure (omstandigheden waarin de patiënt zich bevindt, bijvoorbeeld: is hij in paniek? Is er geweldsdreiging of zijn er andere bedreigende omgevingsfactoren? Is de patiënt suïcidaal?)

Hoe merk je of bij de patiënt vitale functies verstoord of uitgevallen zijn?

A: bij A (luchtweg) merk je bijvoorbeeld het volgende:
- Patiënt is ernstig benauwd: hij kan geen hele zin spreken.
- Patiënt ademt hoorbaar in.

B: bij B *(ademhaling)* merk je bijvoorbeeld het volgende:
- Patiënt is ernstig benauwd: hij kan geen hele zin spreken.
- Patiënt ademt hoorbaar in.
- Patiënt ademt snel.

reanimeren

Als er een omstander opbelt en vertelt dat de patiënt niet meer ademt: **geef instructies hoe te reanimeren.** Die instructies staan in de NHG-TriageWijzer.

C: *bij de volgende symptomen kan er een stoornis in C (bloedsomloop) zijn:*
- Patiënt verliest bloed (bloed braken/bloed opgeven/rectaal bloedverlies).
- Patiënt heeft een snelle pols.
- Patiënt geeft aan dat het hem 'zwart voor de ogen' wordt.
- Patiënt heeft het gevoel het bewustzijn te verliezen.

Als er een omstander belt en vertelt dat er bij patiënt geen hartslag meer voelbaar is: **geef instructies hoe te reanimeren.** Die instructies staan in de NHG-TriageWijzer.

D: *bij D (verminderd bewustzijn) merk je bijvoorbeeld het volgende:*
- Patiënt is verward/suf.

E: *levensbedreigende omstandigheden (E) merk je aan het volgende:*
- Patiënt is in paniek.
- Patiënt dreigt zichzelf te verwonden.
- Patiënt meldt: 'Ik maak er een eind aan.'
- Er is sprake van rookontwikkeling of andere bedreigende omgevingsfactoren.

Als een ander voor de patiënt belt, kun je vragen stellen om ABCDE vast te stellen. Die vragen vind je in de NHG-TriageWijzer.

Stap 2: Sprake van trauma?

Een trauma is een verwonding of een blessure, bijvoorbeeld als gevolg van een verkeersongeval, val, verstuiking, verrekking enzovoort. Als je weet dat iemand klachten heeft als gevolg van een ongeval, kijk je achter het tabblad Trauma in de NHG-TriageWijzer, en gebruik je een van de protocollen (behalve bij oogtrauma: daarvoor kun je het protocol Oogklachten gebruiken).
We kunnen onderscheid maken tussen grote levensbedreigende ongevallen waarbij een situatie ontstaat met verstoring of uitval van vitale functies (U0), grote niet-levensbedreigende ongevallen (vaak U1, U2 of U3) of kleine ongevallen.

GROOT, LEVENSBEDREIGEND ONGEVAL

groot, levensbedreigend ongeval

Bij een groot, levensbedreigend ongeval is natuurlijk grote spoed geboden. Vaak bellen omstanders 112, maar ze kunnen ook bellen naar de huisartsenpraktijk. De huisarts gaat met spoed naar het ongeval toe en de assistent kan via telefoonnummer 112 de ambulance bellen (als dat zo is afgesproken).

GROOT NIET-LEVENSBEDREIGEND ONGEVAL

groot niet-levensbedreigend ongeval

Bij een groot niet-levensbedreigend ongeval is de patiënt helder van bewustzijn, ademt hij goed en heeft hij geen problemen met de bloedsomloop. Er kan nog wel reden zijn tot spoed (U1 of U2). Reden tot spoed is er in de volgende gevallen:
- buikpijn na ongeval;
- fractuur;
- bloed spuitende wond;

HET
- hoog letselrisico zoals na een Hoog Energetisch Trauma (HET); daarbij gaat het erom met hoeveel kracht of snelheid het lichaam in aanraking is gekomen met iets anders. Om een voorbeeld te geven: als iemand van grote hoogte valt, komt hij met meer kracht op de grond terecht dan wanneer hij van de onderste traptree valt. En een lichaam dat in aanraking komt met een voorwerp met hoge snelheid, raakt erger verwond dan wanneer het in aanraking komt met een niet-bewegend voorwerp. In de volgende gevallen is er sprake van hoog letselrisico:

- val van grote hoogte: meer dan vijf meter of driemaal de lichaamslengte;
- bedolven onder puin;
- verkeersongeval: auto die harder reed dan 65 km per uur; motor die harder reed dan 35 km per uur; uit de auto geslingerd; van de motor geslingerd; voertuig is door het ongeval meer dan 50 cm korter geworden; deuk in de flank van meer dan 30 cm; auto over de kop; dodelijke slachtoffers; auto heeft voetganger of fietser aangereden met een snelheid van meer dan 10 km per uur.
- schedeltrauma; een schedelletsel heeft gelukkig lang niet altijd een ernstig verloop, maar bij een klein percentage van de patiënten kan het levensbedreigend verlopen door ernstige neurologische complicaties. Neurologen hebben lichte schedel- en hersenletsels ingedeeld in categorieën. Dat vergemakkelijkt de beslissing wanneer je iemand moet behandelen. Patiënten met een licht schedel- en hersenletsel (LSH) zijn patiënten die, op het moment dat ze onderzocht worden, normaal of licht verward reageren. Ze zijn niet of hooguit vijftien minuten bewusteloos geweest. En ze kunnen zich het ongeluk direct, of in ieder geval binnen een uur, nog herinneren.

LSH

Ernstiger dan een LSH is een posttraumatische intracraniële complicatie (PIC). Dan is er niet alleen sprake van een bloeding in de schedel, maar ook van zwelling en drukverhoging door kneuzing van het hersenweefsel. Bepaalde groepen hebben een groter risico op een PIC door een ongeval, bijvoorbeeld patiënten die bloedverdunners gebruiken, pas een operatie hebben doorgemaakt aan de hersenen, door het ongeval een grote hoofdwond of een hematoom op de schedel hebben, jonger zijn dan twee jaar zijn of ouder dan zestig jaar. Een symptoom dat wijst op een PIC is bijvoorbeeld een insult na een ongeval terwijl de patiënt niet bekend is met epilepsie.

PIC

KLEIN ONGEVAL

Bij kleine ongevallen gaat het meestal om schaaf-, snij-, bijt- en brandwonden, soms om schot- of steekwonden. (Vergeet niet na te gaan of een tetanusvaccinatie nodig is, zie het kader 1.1 aan het einde van dit hoofdstuk.)

Stap 3: Geen storing in of uitval van vitale functies, geen trauma

In deze fase van de triage ben je al nagegaan of er sprake van verstoring of uitval van vitale functies is, en of de klachten zijn veroorzaakt door een trauma. Als dat niet het geval is, kies je een protocol uit de NHG-TriageWijzer dat zo veel mogelijk overeenstemt met de klachten van de patiënt. Alle protocollen beginnen met vragen om vast te stellen of er sprake is van ernstige bedreiging van de functie van een orgaan. Als er klachten uit meerdere protocollen zijn, kies dan eerst het protocol met de meest bedreigende klacht. Bij een patiënt met buikpijn en hoesten bijvoorbeeld, is het verstandiger om eerst de buikpijn uit te vragen en daarna pas het hoesten.

> **Praktijksituatie**
> Mevrouw Jaspers belt: 'Mijn man ziet plotseling niets meer met zijn linkeroog. Wat kunnen we doen?'
> Je ziet in het protocol Oogklachten van de NHG-TriageWijzer dat 'acute visusdaling' een reden is om de patiënt binnen enkele uren op het spreekuur te zien. Na overleg met de huisarts laat je meneer Jaspers aan het begin van het middagspreekuur komen. 's Middags zorgt de huisarts ervoor dat meneer Jaspers dezelfde dag nog bij de oogarts terechtkan. Hij blijkt een stolsel in een slagadertje in het oog te hebben.

In dit praktijkvoorbeeld is er sprake van bedreiging van de functie van een orgaan, een oog in dit geval.

In de volgende gevallen is er mogelijk sprake van U1 of U2 (ook bij een trauma kan er sprake zijn van U1 of U2, zie Stap 2 onder Groot niet-levensbedreigend ongeval).
Bij de triage let je ook op alarmsignalen, risicogroepen of contextuele factoren.

ALARMSIGNALEN

Soms is het niet meteen duidelijk of het om een spoedgeval gaat of niet. We geven een voorbeeld van een vader die voor de tweede keer *alarmsignaal* belt over zijn zoontje van 2 jaar. Voor de tweede keer bellen is een alarmsignaal. Bovendien is er in het voorbeeld sprake van een snelle verslechtering van de conditie (toestandsbeeld) van de 2-jarige Jochem. Ook snelle verslechtering is een alarmsignaal.

Praktijksituatie
De vader van Jochem belt. Jochem is 2 jaar. De vader zegt: 'Jochem is niet lekker. Hij heeft wat koorts, 38,5 °C, sinds vannacht. Wat kunnen we het beste doen?'
Je antwoordt: 'Jochem is niet lekker, begrijp ik uit uw woorden. Kunt u mij daar wat meer over vertellen?' (Uitleg: het is handig om in het begin van het gesprek, de intakefase, open vragen te stellen. Dan krijg je zo veel mogelijk informatie, zie ook *Triage, Klacht- en patiëntgerichte telefonische communicatie* van Derkx & Van Rooij.)
De vader vertelt dat Jochem wel speelt, net als anders, maar wat uit zijn humeur is.
Je vat samen wat de vader vertelt en pakt ondertussen het protocol 'Koorts kind' uit de NHG-TriageWijzer. Je stelt de vragen uit het protocol. Jochem maakt geen erg zieke indruk, er zijn geen vlekjes of puntbloedingen. De vader denkt dat Jochem geen oorpijn heeft, Jochem hoest niet en geeft niet over. Je geeft de adviezen die in het protocol staan en zegt dat de vader mag terugbellen als Jochem erger ziek wordt.
Aan het begin van de middag belt de vader weer. Hij is erg ongerust. Jochem huilt aan één stuk door en zijn vader kan hem niet troosten. De koorts is in die paar uur opgelopen tot 41,2 °C. Jij schrikt ook. Je zegt dat je onmiddellijk gaat overleggen met de huisarts en dat de vader binnen korte tijd wordt teruggebeld. Je overlegt de toestand van Jochem met de huisarts: je vertelt dat de vader voor de tweede keer belde, dat er een snelle verslechtering is van de conditie en dat je een niet-pluisgevoel hebt. De huisarts besluit meteen te gaan kijken bij Jochem. Als de huisarts terugkomt, zegt hij dat hij Jochem heeft laten opnemen in het ziekenhuis.
Later bleek dat Jochem meningitis had. Het is gelukkig allemaal goed afgelopen, maar Jochem is heel erg ziek geweest.

Bij Jochem was er een snelle verslechtering van het toestandsbeeld. Dat is geen goed teken. Een snelle verslechtering van het toestandsbeeld is een alarmsignaal. Als zoiets gebeurt, valt de urgentie hoger uit dan je aanvankelijk dacht. Dat betekent meestal dat je voor deze patiënten toch een afspraak of een visite op korte termijn regelt.

	Een kind dat een ernstig zieke indruk maakt
Hoofdpijn	onbekend voor patiënt, acuut ontstaan, snel verergerend;
	in combinatie met een van de volgende aspecten: • zeer pijnlijk rood oog met misselijkheid en braken • nekstijfheid • zwangerschap • recent trauma • bewustzijnsstoornis
Vergiftiging	beet giftig dier; verkeerde stof ingenomen.
Temperatuur	ondertemperatuur;
	koorts in combinatie met een van de volgende aspecten: • koude rilling • vlekjes die niet zijn weg te drukken • nekstijfheid • bewustzijnsstoornis
Oog	plotseling niet meer goed kunnen zien met een oog; plotseling een deel van het gezichtsveld niet meer kunnen zien; terugkerende lichtflitsen in een oog; iets in het oog gekregen; pijn aan één oog en braken.
Pijn buik/rug	acuut begonnen, gecombineerd met een van de volgende aspecten: • bekend met aneurysma • aanhoudend braken • koliekpijn, kortademig • bleek, klam, zweten, gevoel flauw te vallen • zwangerschap • acuut hevige pijn in het scrotum
Pijn thorax: mogelijk van het hart (cardiaal) of de kransslagaderen (coronair)	losstaand van ademhaling of beweging, gecombineerd met een van de volgende aspecten: • acuut begin • drukkend/beklemmend/scheurend • bleek, klam, zweten, gevoel flauw te vallen • uitstraling naar kaak of arm • bekend met coronaire aandoeningen
Zwanger	aan het bevallen; trauma en buikpijn; vaginaal bloedverlies en meer dan zestien weken zwanger.

RISICOGROEPEN

risicogroep Bij bepaalde groepen patiënten ben je extra voorzichtig, bijvoorbeeld met oude mensen en jonge kinderen (jonger dan drie maanden). Deze leeftijdsgroepen zijn immers kwetsbaar. Dat kan betekenen dat hun weerstand minder is dan die van mensen in de kracht van hun leven. Chronisch zieken behoren ook tot risicogroepen, want zij hebben een verminderd afweervermogen. Chronisch zieken zijn bijvoorbeeld patiënten met diabetes, astma of COPD, afwijkingen aan de coronaire vaten, nierfunctiestoornissen, kanker of aids. Ook patiënten die bijvoorbeeld chemotherapie of bestralingen **verminderde** ondergaan of corticosteroïden gebruiken, hebben een verminderde **weerstand** weerstand.

Wat betekent het concreet, dat je bij deze patiënten extra voorzichtig bent? Het betekent bijvoorbeeld dat je deze patiënten toch een afspraak geeft of verwijst naar het telefonisch spreekuur, ook al heb je op het eerste gezicht vastgesteld dat je ook zelf adviezen zou kunnen geven.

CONTEXTUELE FACTOREN

omstandigheden Contextuele factoren hebben te maken met de omstandigheden rond de klacht of rond de patiënt. Bijvoorbeeld:
- De duur van de klachten en het beloop ervan. Als klachten erg lang duren of snel verergeren, betekent dat meestal dat er iets geregeld moet worden, ook al ging het aanvankelijk om iets eenvoudigs.
- Andere ziekten of medicijngebruik. Zie bij *Risicogroepen*: je bent voorzichtig met chronisch zieken en patiënten die bijvoorbeeld chemotherapie hebben of bepaalde medicijnen gebruiken.
- Communicatieproblemen of onduidelijke hulpvraag. Als je patiënten aan de telefoon hebt die niet goed Nederlands spreken of niet goed begrijpen wat je zegt, kunnen er eerder problemen ontstaan. De combinatie van ongerustheid en niet snappen wat jij zegt, kan ervoor zorgen dat de patiënt uit frustratie boos reageert. In een dergelijke situatie kun je niet goed triage verrichten, waardoor het risico op het nemen van verkeerde beslissingen groter wordt. In die gevallen regel je eerder een afspraak, zodat de huisarts rustig met de patiënt kan praten.
- Ontbrekende mantelzorg. Zie de volgende praktijksituatie.

Praktijksituatie
Mevrouw Janssen, 85 jaar, belt. Je weet dat ze alleen woont. Dat gaat nét: over het algemeen gaat het goed en kan mevrouw Janssen goed voor zichzelf zorgen, maar het is een wankel evenwicht. Er moet bijvoorbeeld niet iets gebeuren waardoor ze minder mobiel wordt, want dan kan ze niet langer voor zichzelf zorgen.
Mevrouw Janssen vertelt dat ze net van de trap is gegleden. 'Niet erg, hoor,' zegt ze, 'het waren maar vier treden en ik kan me nog goed bewegen. Ik heb alleen wel een wond aan mijn been. Die bloedt een beetje.' Eerst vraag je haar wat meer over de val te vertellen om erachter te komen onder welke omstandigheden ze van de trap is gegleden. Was ze misschien duizelig of voelde ze zich niet lekker? Mevrouw Janssen blijkt gevallen te zijn door een losse roe. 'Stom,' zegt mevrouw Janssen, 'had al lang gerepareerd moeten zijn.'
Dan vraag je naar de wond. Het klinkt als een schaafwond die ontstond door contact met de muur. Niet erg dus, maar de wond moet wel verbonden worden.
Ondanks dat het beslist geen spoedgeval is, gaat de huisarts in deze casus – na overleg met jou – in de koffiepauze een visite maken. Hij neemt verbandmiddelen mee.

De contextuele factoren bij mevrouw Janssen zijn: alleen wonen en niemand in de buurt die de schaafwond kan verzorgen. Als je van oude mensen en chronisch zieken weet dat ze niemand hebben die voor hen zorgt, regel je over het algemeen eerder een afspraak of een visite dan bij patiënten die niet alleen wonen.

Stap 4: Het vervolgtraject inzetten

Bij triage stel je eerst vragen om te kijken met hoeveel spoed een patiënt geholpen moet worden. Daarna bepaal je het vervolgtraject: wat moet er nu met de patiënt gebeuren? Moet de patiënt op het spreekuur komen? Zo ja, meteen of kan het wachten? Of is het zo erg dat de huisarts (of de ambulance) meteen naar de patiënt toe moet? Of misschien kun je zelf advies geven? In de NHG-TriageWijzer staan voorstellen voor het vervolgtraject. Daarbij wordt onderscheid gemaakt tussen de telefonische triage en de fysieke triage afspraken (dan is de patiënt in de praktijk). In de gewone huisartsenpraktijk en op de huisartsenpost maak je daarover afspraken. Er kan bijvoorbeeld afgesproken worden dat de assistent bij U1 altijd met spoed de ambulance belt, terwijl de huisarts met vliegende spoed een visite gaat maken.

Kader 1.1 Tetanusvaccinatie

Tetanusvaccinatie is nodig bij:
- wonden die niet goed schoongemaakt kunnen worden;
- diepe wonden (bijvoorbeeld steek- en bijtwonden);
- wonden met intern veel stolsels en/of veel dood weefsel;
- tweede- en derdegraads brandwonden.

Tetanusvaccin is de onwerkzaam gemaakte gifstof (toxoïd) van de tetanusbacterie. Tetanusserum bevat kant-en-klare antistoffen tegen tetanus (TIG: antitetanusimmunoglobuline, ATS: antitetanusserum).
- Bij een vieze wond moet(en) de injectie(s) binnen 24 uur gegeven worden; bij personen die nog nooit gevaccineerd zijn liefst zo snel mogelijk.
- Bij zwangeren wordt de voorkeur gegeven aan DTP-vaccin boven tetanusvaccin, omdat DTP geen thiomersal bevat (kan in grote hoeveelheden schadelijk zijn voor de vrucht). Ook bij mensen die verre reizen overwegen, kan dit de voorkeur hebben.
- Kinderen zijn onvolledig gevaccineerd totdat zij de derde DKTP-vaccinatie uit het Rijksvaccinatieprogramma hebben gekregen. Onvolledig gevaccineerde kinderen krijgen tetanusimmunoglobuline. Als de voorgaande DKTP-vaccinatie meer dan veertien dagen tevoren gegeven is, geldt het advies de eerstvolgende DKTP-vaccinatie te vervroegen en bij voorkeur binnen een week te geven; dit kan via het consultatiebureau.

1 WAT IS TRIAGE?

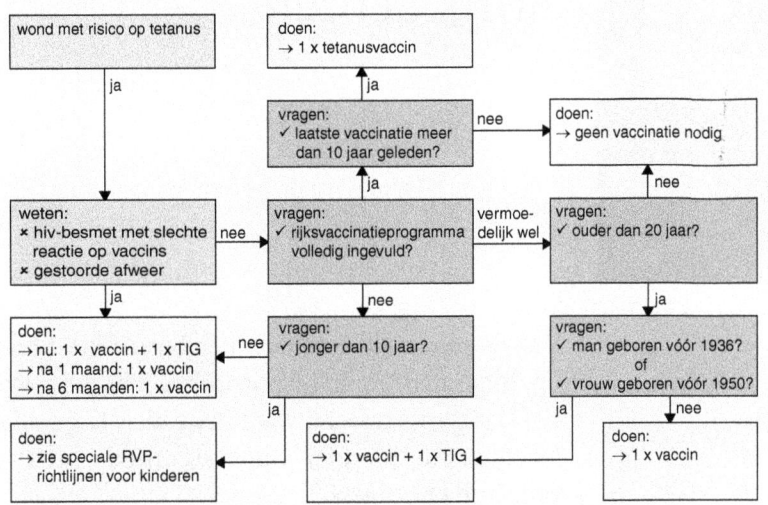

Beslisboom tetanusvaccinatie.

1.3 Waarom dit boek?

De volgende hoofdstukken in dit boek geven de medische achtergrond bij de protocollen die in de NHG-TriageWijzer staan. Zo wordt het duidelijker waarom je bepaalde vragen moet stellen en krijg je een dieper inzicht in de klachten waarmee patiënten zich bij je melden. Bij het bestuderen van dit boek moet je het desbetreffende protocol uit de NHG-TriageWijzer erbij nemen.

2 Armklachten

Veel doktersassistenten denken bij armklachten meteen dat het gaat om uitstralende pijn bij bijvoorbeeld hartinfarct of angina pectoris. Dat is niet terecht, want in de meeste gevallen gaat het bij armklachten om spierpijn. Onder de armklachten vallen ook klachten van hand en vingers.

Wat is het?

vaak spierpijn

Als patiënten bellen voor pijn in de arm gaat het vaak om spierpijn. Er kunnen ook ernstiger oorzaken zijn van pijn in een arm, maar dan gaat de pijn altijd samen met neurologische uitval (een arm of vingers niet meer kunnen bewegen). Of de pijn is heftig en/of de arm is gezwollen.

Is het ernstig?

Pijn in de arm kan ernstig zijn, maar dat komt gelukkig maar heel weinig voor. We geven eerst een uitleg over verscheidene aandoeningen die pijn in de arm kunnen veroorzaken.

CVA

Als een patiënt plotseling zijn arm niet meer kan bewegen, kan hij een CVA hebben. De oorzaak van een CVA is meestal een afsluiting van een bloedvat in de hersenen door een bloedprop. Het hersengedeelte achter de bloedprop krijgt dan niet genoeg zuurstof meer, waardoor er een gedeelte kan afsterven. Ook kan een bloedvat in de hersenen knappen, waardoor er een bloeding ontstaat. Ook dat brengt schade toe aan de hersenen. Een goed instrument om te ont-

FAST-test dekken of iemand een CVA heeft, is de FAST-test. Daar staat ook een gedeelte over armklachten in.

Kader 2.1 FAST-test

F	Face	Vraag de persoon om te lachen of de tanden te laten zien; let op of de mond scheef staat en een mondhoek naar beneden hangt.
A	Arm	Vraag de persoon om beide armen tegelijkertijd horizontaal naar voren te strekken en de binnenzijde van de handen naar boven te draaien; let op of een arm wegzakt of rondzwalkt.
S	Speech	Vraag aan de persoon of aan de familieleden of er veranderingen zijn in het spreken (onduidelijk spreken of niet meer uit de woorden kunnen komen).
T	Time	Stel vast hoe laat de klachten bij de persoon zijn begonnen; dit is van belang voor de behandeling. Binnen 4,5 uur is trombolyse mogelijk.

trombolyse Bij een CVA door afsluiting van een bloedvat moet binnen 4,5 uur worden begonnen met trombolyse. Hierbij wordt een stof ingespoten die het stolsel oplost en de bloedvoorziening van het bedreigde hersengebied herstelt.

Hernia en andere zenuwaandoeningen

tussenwervel-
schijf

Bij een hernia is sprake van een verschuiving of uitpuiling van een tussenwervelschijf. Daardoor kunnen er één of meer zenuwen in de knel raken. Dat kan ook bij de nekwervels gebeuren. Een nekhernia (cervicale hernia) kan verschillende klachten geven: hoofdpijn, pijn in het nek- en schoudergebied en pijn die uitstraalt naar de arm. De huid van de arm kan prikkelend of juist doof aanvoelen en soms is er sprake van krachtverlies in de arm of hand.

carpaletunnel-
syndroom

Door zwelling van een spierkapsel kunnen zenuwen ook in de knel raken. Dat is bijvoorbeeld het geval bij een carpaletunnelsyndroom. Bij dit syndroom is de middelste armzenuw (nervus medianus) bekneld binnen de carpaletunnel. Dat is een nauw kanaal gevormd door de handwortelbeentjes en een stevig peesblad tussen pink- en duimmuis aan het begin van de handpalm. In deze tunnel lopen de buigpezen van de vingers; de zenuw is de zachtste structuur en daardoor het meest gevoelig voor druk. Beknelling van de zenuw geeft een tintelend of pijnlijk gevoel in de hand en de vingers en vooral in de duim, wijs- en middelvinger en een deel van de ringvinger. Ook kan een verdoofd gevoel van de vingertoppen ontstaan en een verminderde kracht waardoor gemakkelijk dingen uit de hand kunnen vallen. De pijn kan uitstralen via de onderarm en elleboog tot in de schouder.

Arm bleek en koud – vaatletsel/compartimentsyndroom

doorbloedingsstoornis

Deze klachten kunnen duiden op doorbloedingsstoornissen. Er kan bijvoorbeeld een slagader zijn afgesloten door trombose. Ook kan er sprake zijn van een compartimentsyndroom. Spiergroepen worden omhuld door bindweefselkokers. Soms neemt de druk in die bindweefselkokers zo sterk toe dat de doorbloeding van de spieren in gevaar komt. Die situatie kan ontstaan door een zwelling door bijvoorbeeld een ontsteking of na een operatie. Als de bloedtoevoer niet wordt hersteld, kunnen door zuurstoftekort zenuwen en spieren beschadigd raken. Dat kan al door een kleine zwelling gebeuren. Het compartimentsyndroom komt nogal eens voor bij scheenbeenbreuken, onderarmbreuken, ledematen die in het gips zitten en brandwonden; maar ook bij andere (kleinere) aandoeningen moet je erop bedacht zijn. Het kan ook voorkomen na te veel inspanning (hardlopen). Een compartimentsyndroom kan de volgende klachten geven:
- pijn – en dan meer pijn dan je zou verwachten bij de verwonding of aandoening; patiënten omschrijven de pijn meestal als heel heftige pijn, diep, steeds aanwezig (niet in aanvallen) en kunnen de plaats waar de pijn zit niet makkelijk aanwijzen; de pijn wordt erger als de spieren die in het aangedane compartiment liggen worden opgerekt en verdwijnt niet als de patiënt pijnstillers neemt;
- tintelingen, speldenprikken of een slapende voet of been (paresthesieën);
- bleekheid;
- verlamming (vaak pas later).

Bij een compartimentsyndroom aan de arm is soms geen pols meer voelbaar, maar dat komt heel weinig voor.

Zwelling, roodheid, pijn in gedeelte van de arm

ontstoken — Een gewricht in arm, handen of vingers kan ontstoken zijn (artritis). Ook kunnen delen van gewrichten ontstoken zijn, bijvoorbeeld een slijmbeurs (bursitis). Bij een ontsteking is er vaak sprake van zwelling, roodheid en pijn. Bij een ontsteking komt ook voor dat een gedeelte van de arm of hand moeilijker beweegt.

Ontsteking aan een vinger

panaritium — Een ontsteking van de vingertop (panaritium) kan ernstige gevolgen hebben. Indien niet of onvoldoende behandeld kan de infectie verder uitbreiden en aanleiding geven tot ernstige complicaties (blijvende stijfheid of zelfs verlies van een vinger!). Meestal ontstaat deze ontsteking na een onschuldige prik in de vingertop (doorn of scherp voorwerp). Pas één of enkele dagen later ontstaan dan de ontstekingsverschijnselen. Een panaritium kan ook ontstaan uit paronychia. Dat is een ontsteking van de nagelriem. De veroorzakende bacterie is meestal een stafylokok (een bacterie). De ontsteking wordt behandeld met een antibioticum. Als er ook al sprake is van pusvorming, moet het abces worden gedraineerd. De ontsteking kan zich uitbreiden naar de tunnel waardoor de buigpezen verlopen (buigpeesschede) en hierdoor ontstaat een zogenoemd 'peesschede-panaritium'. Uiteindelijk kan de infectie zich uitbreiden naar het bot en naar de rest van de hand.

paronychia

Triage

U1 EN U2

Neurologische uitval terwijl de patiënt niet bekend is met hernia, is een reden om met grote spoed te handelen. De patiënt kan een CVA hebben en moet zo snel mogelijk naar het ziekenhuis om te beoordelen of hij baat heeft bij trombolyse. De huisarts gaat dus meteen naar de patiënt toe en de assistent regelt de ambulance.

Kader 2.1 Trombolyse
Trombolyse is mogelijk als:
- de neurologische uitval nog aanwezig is;
- er binnen 4,5 uur gestart kan worden;
- de patiënt geen bloedverdunners gebruikt;
- de patiënt een bloedsuikerwaarde heeft die niet lager is dan 2,5 mmol/l of hoger dan 22 mmol/l;
- de patiënt nog nooit een hersenbloeding heeft gehad.

De huisarts gaat ook met spoed naar de patiënt bij wie doorbloedingsstoornissen worden vermoed. Dan gaat het om vaatafsluiting (trombose) of compartimentsyndroom (in dat laatste geval diepe, erge pijn, niet reagerend op pijnstillers, tintelingen, ongewone bleekheid van de arm of verlamming).

U3 EN U4

Patiënten van wie bekend is dat ze een hernia hebben en die last van hun arm krijgen, worden binnen enkele uren door de huisarts beoordeeld. Heftige pijn en zwelling van de arm is ook reden voor een afspraak binnen enkele uren. Hevige pijn is een reden voor een afspraak op dezelfde dag.

U5

Als duidelijk is dat het om spierpijn gaat, kun je de patiënt rust en warmte adviseren. De patiënt moet echter de arm wel zo gewoon mogelijk bewegen (met mate) om stijfheid te voorkomen.

3 Beenklachten: dik, rood been

Als bij een patiënt een van beide benen rood en dik is, is dat altijd een reden om de patiënt met enige spoed op het spreekuur te laten komen. Als blijkt dat het andere been ook dik is, hoeft het niet met spoed, behalve als de patiënt met twee dikke benen ook kortademig is.

Wat is het?

Een been kan door diverse oorzaken dik en rood zijn. Lees eerst de praktijksituatie.

> **Praktijksituatie**
> Bert van 't Huis (29 jaar) belt naar de praktijk. Hij heeft een enorme last van zijn been, zegt hij. 'Gisteren is het begonnen. Onder de knie is mijn rechterbeen dik en rood. Ik was gisteren erg moe, want we kwamen net terug van een vliegvakantie naar de Malediven. Ik heb er dus gisteren geen aandacht aan besteed. Ik denk dat de dokter mijn been moet zien.'

Is het ernstig?

Een dik, rood been hoeft niet altijd ernstig te zijn, maar soms moet je een patiënt met deze klachten met enige spoed laten komen.

Dik rood been en bloedstolsel

trombose

Gelukkig heeft de assistent Bert van 't Huis dezelfde dag nog laten komen, want Bert bleek trombose te hebben in zijn rechterbeen, in

een ader die wat dieper ligt. We noemen het dan ook 'diepe, veneuze trombose'. Trombose ontstaat vaak in de benen of in het bekken, maar het kan ook ergens anders in het lichaam voorkomen.
Bij trombose sluit een bloedstolsel één of meer aderen af. Voor zo'n bloedstolsel zijn drie mogelijke oorzaken:
- een tragere bloedsomloop;
- een verandering in de bloedsamenstelling;
- een beschadiging van de vaatwand; daardoor wordt een grote hoeveelheid trombine gevormd. Trombine speelt normaal een rol bij de stolling van bloed. Als bloed naar buiten stroomt, zoals bij een (uitwendige) wond, is dat juist goed. Maar als bij een inwendige wond bloed in een ader stolt, kan er een probleem ontstaan. Kán, want sommige stolsels lossen vanzelf op, maar helaas niet allemaal.

Bij sommige mensen verloopt de bloedsomloop trager dan bij anderen. Dat kan het geval zijn bij mensen die een ongeval hebben gehad waarbij een been werd beschadigd. Ook als iemand pas geopereerd is, bestaat er een grotere kans op trombose door een tragere bloedsomloop. Zwangere vrouwen of vrouwen in de kraamperiode kunnen ook een tragere bloedsomloop hebben.

tragere bloeds-omloop

Een vergroot tromboserisico komt ook voor bij vrouwen die hormonen slikken, bijvoorbeeld de pil. Verder kan trombose worden veroorzaakt door erfelijke stollingsafwijkingen, spataderen, een gestoorde nierfunctie, chronische ontsteking van de darmen (ziekte van Crohn) of een slecht functionerend hart (hartfalen bijvoorbeeld).

Dik rood been en kortademig

Kortademigheid bij een dik rood been wijst erop dat een stolsel uit het been heeft losgelaten en door het bloed is getransporteerd naar een slagader in de longen. Zo'n los stolsel noemen we embolus. Een embolus wordt door het bloed getransporteerd naar andere delen van het lichaam. Via het hart kan het stolseltje in een slagader in de longen terechtkomen. Als het die slagader afsluit, heeft de patiënt een longembolie. Bij een longembolie is een deel van de long uitgeschakeld.

longembolie

Bij longembolie voelt de patiënt pijn die 'vastzit' aan de ademhaling en hij kan kortademig zijn (zie: Pijn op de borst, waar longembolie ook aan de orde komt). Ook kan hij hoesten, soms met bloed erbij.

Dik rood been na plotselinge pijn in kuit

zweepslag — Dit kan voorkomen bij een zweepslag. Een zweepslag is een scheurtje in een kuitspier, dat plotseling ontstaat, vaak tijdens het sporten. De patiënt voelt dan plotseling hevige pijn in de kuit. In het begin kun je vaak niets aan het been zien, maar later kan het been dik worden.

Pijnlijke rode plek op het been

erysipelas — Via een kleine beschadiging van de huid kan de huid van het been geïnfecteerd raken met een bacterie (meestal een streptokok). Dat noemen we erysipelas ('wondroos'). Bij erysipelas ontstaat er een opgezette, meestal scherp begrensde roodheid. De plek voelt warm en pijnlijk aan. De patiënt heeft soms koorts en kan zich ziek voelen. De dokter onderzoekt waar de bacteriën de huid zijn binnengedrongen. Dat kan een wondje zijn, of kloofjes in het eelt of, bij een verzwakte huid, door een huidschimmel. De patiënt wordt behandeld met een antibioticum. Als de patiënt hoge koorts heeft, ernstig ziek is of verminderde weerstand heeft door een chronische aandoening, moet hij soms in het ziekenhuis worden opgenomen. Ook ontsteking van een oppervlakkige ader (tromboflebitis) kan een pijnlijke rode plek op het been veroorzaken. Die ontsteking ontstaat na afsluiting van een oppervlakkige ader. Eigenlijk is dit dus een oppervlakkige, niet-ernstige trombose. Het been is meestal niet dik, maar wel is er een rode plek op het been die pijn doet. Natte kompressen op de rode plek en het been hoog leggen, en soms zwachtelen, bevorderen de genezing.

Beide benen dik

oedeem — Vochtophoping (oedeem) kan ervoor zorgen dat beide benen dik zijn. Oedeem kan worden veroorzaakt door hartfalen.

Triage

Wat de oorzaak ook is, je laat een patiënt met een dik rood been altijd op het spreekuur komen. Alleen telefonisch advies is niet verantwoord. Met hoeveel spoed dat moet, hangt af van het toestandsbeeld.

U2

Als de patiënt één dik rood been heeft en ook kortademig is, moet hij met spoed door de huisarts worden onderzocht. Hij kan een longembolie hebben. Kortademigheid is een snelle ademhaling of het gevoel niet genoeg lucht te krijgen bij inspanning. Kortademigheid tijdens rust is een ernstig verschijnsel! En ook als de pijn 'vastzit' aan de ademhaling.

U3

Bij één dik rood been (zonder kortademigheid) moet de huisarts de patiënt binnen enkele uren onderzoeken. Dat geldt ook voor dik been en hevige pijn; en voor twee dikke benen én kortademig.

U4

Een dik rood been is altijd reden om de patiënt op het spreekuur te laten komen. Als blijkt dat het andere been ook dik is (en de patiënt is niet kortademig), hoeft het niet dezelfde dag. Je kunt als assistent geen adviezen geven, de huisarts moet de patiënt onderzoeken.

4 Bewusteloosheid, wegraking en insult

Normaal gesproken zorgen onze hersenen voor een helder bewustzijn. Verschillende oorzaken kunnen de helderheid van het bewustzijn verstoren.

Wat is het?

Een patiënt is *bewusteloos* als hij niet reageert op aanspreken, pijnprikkels, aanraken of schudden. Bij een *verminderd bewustzijn* reageert de patiënt met bewegen op aanspreken of pijnprikkels, opent de ogen, is te wekken, maar reageert niet helder. Bij een *coma* is een patiënt langdurig bewusteloos. Kortdurende bewusteloosheid heet een flauwte, wegraking of syncope. Een insult, al dan niet veroorzaakt door epilepsie, is een plotselinge bewusteloosheid met trekkingen, vaak tongbeet, schuim op de mond en urineverlies.

Is het ernstig?

Bewusteloosheid is ernstig; alleen flauwvallen is meestal onschuldig. Bewusteloosheid kan wijzen op een levensbedreigende ziekte.

Plotselinge bewusteloosheid en cardiale pijn of hartkloppingen

> **Praktijkvoorbeeld**
> De heer Offringa belt op omdat zijn vrouw (73 jaar) plotseling bewusteloos is geraakt. Ze had een kwartier van tevoren klachten van een hevige drukkende pijn op de borst, terwijl ze gewoon rustig in de stoel zat. Ze zweette, was misselijk en bleek.

Op jouw vraag of meneer Offringa nog hartslag kan voelen, is het paniekerige antwoord: 'Nee!'

hartinfarct Door een hartinfarct kan ventrikelfibrilleren optreden. De bloedsomloop komt stil te liggen, de hersenen krijgen geen zuurstof meer en diepe bewusteloosheid treedt binnen tien tot twintig seconden op. Dit gaat zo snel dat de patiënt niets meer kan zeggen. Omdat de ademhaling ook door de hersenen wordt geregeld, stopt deze tegelijkertijd. De patiënt ziet er erg bleek (of diepblauw) uit. Hierbij is de grootst mogelijke spoed geboden, omdat de hersenen geen zuurstof meer krijgen en na ongeveer vier minuten beschadigd raken.

Bewusteloosheid door glucoseproblemen

(zie ook: Diabetes)
Hersencellen hebben glucose als brandstof nodig. Ze hebben een kleine reservevoorraad die na één tot twee uur uitgeput is. Daarom
glucosetekort leidt glucosetekort in de hersencellen tot bewustzijnsverlies.

Praktijkvoorbeeld
De heer Bakker spuit al jaren insuline omdat hij suikerziekte heeft. Hij is hard aan het werk geweest op de boerderij en heeft niet de tijd genomen om te eten. Volgens zijn vrouw werd hij daarna onrustig en begon hevig te zweten. Hij kon de suikerklontjes die hij altijd bij zich heeft, niet zo snel vinden. Langzaam werd hij verward en raakte hij bewusteloos.

Als een patiënt met diabetes mellitus minder dan normaal eet of meer dan normaal verbruikt, kan het glucosegehalte in het bloed te laag worden (minder dan 3,5 mmol/l). Spuit hij dan toch zijn gebruikelijke insulinedosis (of neemt hij andere medicijnen tegen de diabetes), dan kan het glucosegehalte in het bloed nog lager worden. Dit heet een hypoglykemie of 'hypo'. De patiënt voelt dit, als
'hypo' hij wakker is, zelf aan. Hij wordt onrustig, gaat bibberen, krijgt een sterk hongergevoel en gaat transpireren. Hij moet zo snel mogelijk iets zoets eten of drinken. Doet hij dit niet of daalt het glucosegehalte in het bloed te snel, dan ontstaat verwardheid en vreemd,

Bewusteloosheid door te hoog glucosegehalte

Praktijkvoorbeeld
Bram (17 jaar) heeft een week geleden griep gehad. Daarna is hij veel gaan plassen en drinken of, zoals zijn moeder zei: 'Hij hing aan de kraan.' Hij verloor snel gewicht en klaagde veel over buikpijn. Hij werd steeds slomer en viel vanmiddag zomaar in slaap en zijn moeder kon hem niet wekken.

Als er te weinig insuline beschikbaar is om glucose uit het bloed naar de cel te transporteren, krijgt de hersencel te weinig glucose als brandstof. Dan schakelt de cel over op een andere brandstof, namelijk vetten. Deze produceren vetzuren en aceton als afvalproduct waardoor het lichaam verzuurt. De glucose blijft in de bloedbaan achter, het glucosegehalte stijgt (meer dan 8 mmol/l: hyperglykemie of 'hyper') en wordt door de nieren met een grote hoeveelheid water uitgeplast. Het lichaam raakt uitgedroogd. Door deze verzuring en uitdroging kan de patiënt langzaam (in het verloop van uren tot dagen) bewusteloos worden. Tevoren plast en drinkt de patiënt veel, heeft hij voortdurend dorst en verliest hij gewicht. Hij voelt zich moe, zwak, heeft buikpijn, is misselijk en braakt. Hij ademt diep en snel en zijn adem ruikt naar aceton.

'hyper'

Bewusteloosheid/insult/coma door gestoorde hersenfunctie

Bewusteloosheid kan ook ontstaan als de hersencellen door een harde klap tegen het hoofd niet meer goed functioneren. Een bloeding vlak onder de schedel, tussen de hersenvliezen of in de hersenen kan de hersenfunctie verstoren.
Bij epilepsie is ook de hersenfunctie verstoord. Dan treedt er vaak bewusteloosheid met trekkingen op.
Hersenvliesontsteking kan in een vergevorderd stadium of bij een zeer heftig beloop ook leiden tot bewusteloosheid.

Vergiftiging of een overdosis drugs, alcohol of medicijnen leiden soms tot coma.

Bewusteloosheid direct na een ongeval/LSH

Praktijkvoorbeeld
De heer Jongerius heeft een ernstig ongeval zien gebeuren. Een motorrijder vloog voor zijn ogen uit de bocht en sloeg met zijn gehelmde hoofd tegen een boom. Hij was direct bewusteloos. De heer Jongerius belde meteen zijn eigen huisartsenpraktijk die vlakbij zit. De assistent belde de ambulance en de huisarts kwam rennend naar het ongeval. Later hoorde meneer Jongerius van de huisarts dat de motorrijder was vervoerd naar het ziekenhuis met 'mogelijk schedelletsel'.

Door een ongeval kan iemand een schedelletsel oplopen. Gelukkig heeft dat lang niet altijd een ernstig gevolg, maar bij een klein percentage van de patiënten kan het levensbedreigend verlopen door ernstige neurologische complicaties. Neurologen hebben lichte schedel- en hersenletsels ingedeeld in categorieën. Dat vergemakkelijkt de beslissing wanneer je iemand moet behandelen. Patiënten met een licht schedel- en hersenletsel (LSH) zijn patiënten die, op het moment dat ze onderzocht worden, normaal of licht verward reageren. Ze zijn niet of nauwelijks bewusteloos geweest (korter dan vijftien minuten). En ze kunnen zich het ongeluk direct herinneren, of ieder geval binnen een uur.

schedel- en hersenletsel

Heeft de bewusteloosheid niet langer dan vijftien minuten geduurd, dan spreken we van een commotio cerebri (lichte hersenschudding). Hierbij herinnert de patiënt zich het ongeval niet meer. Het gat in zijn herinnering mag niet groter zijn dan een uur.

commotio

Duurt de bewusteloosheid langer dan vijftien minuten of beslaat het geheugenverlies een periode langer dan een uur, dan spreken we van een contusio cerebri (zware hersenschudding).

contusio

Bewusteloosheid een aantal uren na het ongeval/PIC

intracraniële complicatie

Ernstiger dan een LSH is een posttraumatische intracraniële complicatie (PIC). Hierbij is er niet alleen sprake van een bloeding in de schedel, maar ook van zwelling en drukverhoging door kneuzing van het hersenweefsel. Een aantal patiënten heeft een groter risico op een PIC door een ongeval, bijvoorbeeld patiënten die bloedverdunners gebruiken, pas een operatie hebben doorgemaakt aan de hersenen, door het ongeval een grote hoofdwond of een hematoom op de schedel hebben, jonger zijn dan 2 jaar zijn of ouder dan 60 jaar. Een symptoom dat wijst op een PIC is bijvoorbeeld een insult na een ongeval terwijl de patiënt niet bekend is met epilepsie.

Een ander risico na een klap tegen het hoofd is dat soms een klein bloedvat vlak onder de schedel scheurt. Langzaam, in het verloop van uren, vormt zich een bloeduitstorting die druk geeft op de hersenen. Hersendelen kunnen ingeklemd raken in de natuurlijke openingen van de schedel en de aanvoerende bloedvaten kunnen worden dichtgedrukt. Dit kan leiden tot bewusteloosheid. Patiënten die bloedverdunners gebruiken, hebben een verhoogd risico hierop.

Bewusteloosheid door psychische oorzaken

Praktijkvoorbeeld
Mevrouw Dinant (39 jaar) wordt door haar echtgenoot bewusteloos bij de televisie aangetroffen waar ze naar een programma over incest zat te kijken. Ze is hiervoor jaren in psychotherapie geweest.

Psychische oorzaken kunnen ook schijnbare bewusteloosheid veroorzaken. Dit kan voorkomen bij patiënten die verwaarloosd, mishandeld of misbruikt zijn en later opnieuw in een situatie terechtkomen die hieraan doet denken. Soms gaan paniek en hyperventilatie zo ver dat de patiënt even bewusteloos lijkt.

paniek

Epilepsie

trekkingen

Een patiënt met epilepsie heeft in de meeste gevallen aanvallen van plotselinge bewusteloosheid met trekkingen. De aanvallen lijken op koortsstuipen. Na afloop is de patiënt drie tot vijftien minuten bewusteloos. Hij wordt verward wakker en kan zich van de aanval niets herinneren. Een patiënt met epilepsie heeft vaak familieleden die het ook hebben. De oorzaak van epilepsie is meestal onbekend.

Soms is er een duidelijke oorzaak aan te wijzen, bijvoorbeeld hersenbeschadiging door een ongeval. Kinderen kunnen een bijzondere vorm van epilepsie hebben. Ze kunnen kortdurend (tien tot dertig seconden) bewusteloos raken zonder trekkingen; ze zijn dan even helemaal afwezig (absences).

Als epilepsieaanvallen lang duren kan door zuurstofgebrek hersenbeschadiging optreden.

Aan omstanders bij patiënten met epilepsie kun je de volgende adviezen geven: laat de patiënt liggen; voorkom dat de patiënt zich bezeert aan dingen uit zijn omgeving. Als de patiënt nog bewusteloos is na de trekkingen: leg hem in stabiele zijligging.

Koortsstuipen

(zie ook: Koorts bij kinderen)

geen hersen-beschadiging

Koortsstuipen kunnen optreden bij kinderen bij wie de koorts snel oploopt. Koortsstuipen veroorzaken geen hersenbeschadigingen.

Flauwvallen (syncope of collaps)

Praktijkvoorbeeld

In de discotheek is het erg druk. Je vriend voelt zich niet lekker worden en wil naar buiten gaan. Halverwege zakt hij echter in elkaar en valt op de grond. Hij ziet bleek en hij zweet. Na hem platgelegd te hebben, komt hij na dertig seconden weer bij.

licht in het hoofd

Door hevige schrik of pijn, het zien van bloed of het krijgen van een injectie of door een warme, benauwde omgeving kunnen de bloedvaten in huid en buik wijd open gaan staan. Het bloed zakt als het ware 'naar beneden'. Hierdoor schiet de bloed- en zuurstofvoorziening van het hoofd en de hersenen tijdelijk tekort. De patiënt wordt licht in het hoofd, hij gaat wazig zien, het wordt hem zwart voor de ogen, hij wordt misselijk, gaat gapen, diep zuchten, transpireren en trekt wit weg. Vervolgens zakt hij plotseling in elkaar en is heel even bewusteloos. Soms zijn er kortdurende (minder dan tien seconden) trekkingen van armen en benen. Als je de patiënt platlegt, komt hij na ongeveer dertig seconden weer bij.

Flauwvallen bij ouderen

> **Praktijkvoorbeeld**
> Mevrouw Van Dijk (76 jaar) is bekend in de praktijk vanwege hoge bloeddruk. Zij gebruikt hiervoor medicijnen. 's Middags gaat zij altijd even op de bank liggen. Bij het overeind komen werd ze licht in het hoofd, duizelig en raakte ze kortdurend bewusteloos.

Bij oudere patiënten met medicijnen tegen hoge bloeddruk kunnen de bloedvaten wijd openstaan. Als ze na het liggen overeind komen, kan het bloed in buik of benen zakken. De bloedvoorziening van de hersenen schiet tekort. De patiënt wordt vijf tot tien seconden na het opstaan licht in het hoofd, duizelig en raakt misschien kortdurend bewusteloos. Dit heet orthostatische hypotensie: lage bloeddruk door rechtop staan. Patiënten met dit probleem moeten niet te snel overeind komen, maar de tijd nemen om te gaan zitten en langzaam de benen uit bed zwaaien voordat ze opstaan.

Soms treedt bij oudere patiënten een kortdurend hartblock op, waardoor de bloedsomloop even stagneert. De patiënt raakt kortdurend bewusteloos en komt binnen een minuut weer bij met een rood gelaat. Dit heet een Adam Stokes-aanval. Het kan plotseling gebeuren, wat tot levensgevaarlijke situaties kan leiden.

Adam Stokes-aanval

> **Praktijkvoorbeeld**
> Meneer Gonzalez (73 jaar) moet 's nachts naar de wc. Hij komt maar niet terug en zijn vrouw besluit te gaan kijken waar hij blijft. Ze treft hem bewusteloos aan bij de wc.

mictiesyncope

Meneer Gonzalez heeft een mictiesyncope. Dit komt door de combinatie van het feit dat de bloeddruk 's nachts daalt, hij een plotselinge beweging maakt (uit bed komen) en het zenuwstelsel is geprikkeld door het plassen.

Triage

U1

Bewusteloosheid en pijn op de borst vormen een levensbedreigend toestandsbeeld.
Levensbedreigend is ook een *insult* dat maar blijft voortduren, of voortdurende aanvallen zonder dat de patiënt bij bewustzijn komt. Zorg dat in beide gevallen de huisarts meteen naar de patiënt toegaat en, als dat zo afgesproken is, waarschuw de ambulance.

U2

Een patiënt die na een *wegraking* suf en sloom reageert, is een reden tot spoed. Ook wegraking en hartkloppingen kunnen reden zijn tot spoed.
Een patiënt met een *insult*, en die voor zover bekend geen epilepsie heeft, is reden voor een spoedvisite. Dat geldt ook voor patiënten die korter dan twee weken geleden een ongeval hadden (val of stoot op het hoofd) en nu een insult hebben.
De huisarts zal meestal een spoedvisite maken naar een *kind met een koortsstuip*. Als een kind voor de tweede keer een koortsstuip heeft binnen dezelfde koortsperiode, kan het meningitis hebben. Petechieën wijzen ook op meningitis.
Een *insult* na alcohol- of drugsgebruik wijst op een ernstige hersenbeschadiging en is reden voor een spoedvisite.

U3

Reden voor een consult binnen enkele uren is heftige duizeligheid na een *wegraking*.
Over het algemeen geldt als regel bij een onduidelijk verhaal: als niemand precies weet wat de oorzaak is van een wegraking of een insult, geef de patiënt dan het liefst een afspraak binnen enkele uren.

U4

Een wegraking zonder dat er voorafgaande verschijnselen zijn, is een reden om de patiënt dezelfde dag op het spreekuur te zien.

U5: ADVIES

Bij een patiënt die flauwvalt en de oorzaak is duidelijk, kun je adviezen geven. De patiënt moet gaan liggen met zijn benen hoger dan zijn hoofd en mag pas opstaan als duidelijk is dat hij dat weer kan. Omstanders kunnen iemand helpen die dreigt flauw te vallen: laat de patiënt met het hoofd tussen de knieën gaan zitten, en vraag hem te proberen zijn hoofd op te richten terwijl iemand anders tegendruk geeft in de nek.

5 Bloedneus

De meeste mensen hebben weleens een bloedneus. Meestal weten ze zelf wel hoe ze de bloeding moeten stoppen of ze wachten gewoon af tot het overgaat. Soms bellen ze naar de huisartsenpraktijk, bijvoorbeeld voor advies hoe ze de bloeding moeten stoppen of omdat ze ongerust zijn.

Wat is het?

Bij kinderen en jongvolwassenen bloedt er meestal een vaatje voor in de neus. Bij ouderen zit de bloeding vaker achter in de neus. Hierdoor loopt bij hen het bloed dikwijls in de keel. Daar kunnen ze misselijk van worden.
Bij drie van de vier neusbloedingen is de oorzaak niet te achterhalen. In de overige gevallen gaat het meestal om een onschuldige oorzaak. Peuteren in de neus is een beruchte aanleiding!

Is het ernstig?

Soms is een bloedneus een reden om met spoed te handelen, bijvoorbeeld als de bloeding maar niet wil stoppen.

Bloedneus na een ongeval

gebroken neus

Door een klap of stoot op het aangezicht kan de benige structuur van de neus breken, of er kan een breuk ontstaan in het neustussenschot. De neus doet dan natuurlijk pijn en zwelt op. Daarnaast is er ook vaak een bloedneus.
Door groot geweld op de schedel kan de schedel breken. Daarbij scheuren ook bloedvaten en hersenvliezen. Bloed en ander vocht

kunnen dan uit neus en oren komen. (Bedenk wel, iemand die dat overkomen is, belt niet voor zijn bloedneus.)

Bloedneus en 'verkoudheid'

Ook bij verkoudheden kunnen gemakkelijk bloedneuzen ontstaan, omdat de slijmvliezen dan gezwollen en verzwakt zijn. Bij verkoudheden doen vaak ook de neusbijholten (sinus) mee. Als er klachten zijn van de neus en van de sinus, spreek je over rinosinusitis.

rinosinusitis

Bloedneus en verminderde bloedstolling

Praktijksituatie
Meneer De Groot heeft een bloedneus. Je hebt hem al adviezen gegeven, maar de bloeding stopt maar niet. Meneer De Groot gebruikt bloedverdunners. Een halfuurtje later komt hij naar de praktijk met een bebloede handdoek onder zijn neus. Je zet hem apart in de behandelkamer en licht de huisarts in. Die probeert tussen twee andere patiënten door de bloeding te stelpen door het wondje in de neus aan te stippen met trichloorazijnzuur. Helaas lukt het ook hem niet de bloeding te stoppen. De huisarts belt met de afdeling Spoedeisende Hulp van het ziekenhuis en spreekt af dat meneer De Groot daar door een kno-arts zal worden behandeld.

bloedverdunners

Bloed stolt niet alleen slechter door gebruik van bloedverdunners, maar ook door gebruik van NSAID's of pijnstillers uit de aspirinegroep, bij bloedafwijkingen zoals leukemie of bij vermindering van het aantal bloedplaatjes als gevolg van bestraling of chemotherapie.

Bloedneus en 'iets in de neus'

beschadigd

Kleine kinderen stoppen weleens dingetjes, bijvoorbeeld kraaltjes, in hun neus. Daardoor kan het slijmvlies beschadigd raken, met bloeding als gevolg. Er moet dan worden geprobeerd om het voorwerp uit de neus te verwijderen.

Triage

U1 EN U2

Reden voor een spoedconsult is als de patiënt een klap of een stoot op het gezicht heeft gehad en daarna een bloedneus heeft gekregen, of er bloed uit de oren komt. Vraag trouwens niet alleen na wat er is gebeurd, maar ga voor de zekerheid ook na of er sprake was van een hoog energetisch letsel! (Het is niet waarschijnlijk dat iemand die een hoog energetisch letsel heeft doorgemaakt, zich meldt met een bloedneus, maar je weet maar nooit. Zie uitleg over hoog energetisch letsel – HET– in hoofdstuk 1 Wat is triage?)
Iedere patiënt met een bloedneus die al geruime tijd bloedt en waarbij het niet lukt om de bloeding te stoppen, kun je het beste binnen een uur laten komen, tenminste als er in jullie huisartsenpraktijk de mogelijkheid bestaat om het bloedende vaatje aan te stippen of dicht te branden. Overleg dus even tussendoor met de huisarts of de patiënt naar de praktijk kan komen of meteen naar het ziekenhuis moet gaan.

U3

Als een patiënt stollingsremmende medicijnen gebruikt, stopt een bloedneus bijna nooit vanzelf. Dan kan de huisarts het bloedende vaatje in de neus aanstippen met trichloorazijnzuur of het vaatje dichtbranden met een hyfrecator; of de patiënt naar de kno-arts verwijzen.
Kinderen jonger dan 2 jaar met een bloedneus laat je ook snel naar de praktijk komen, want dat is natuurlijk een beangstigende situatie. Opvolgen van de adviezen (neus dichtdrukken onder het neusbotje en in schrijfhouding zitten) lukt bijna niet bij een jong kind. Bovendien speelt er een aantal vragen: hoe komt het kind aan een bloedneus? Was er sprake van mishandeling? Is er een ziekte waardoor het kind bloedneuzen krijgt? Is verder onderzoek noodzakelijk?

U5: ADVIES

Als er geen reden is om de patiënt met een bloedneus op het spreekuur te laten komen, geef je zelfzorgadvies. Het belangrijkste eerstehulpadvies is het (voorzichtig) snuiten van de neus om zo bloedstolsels die zich hebben gevormd te verwijderen. Daarna moet de patiënt de neus gedurende minstens tien minuten onafgebroken stevig dichtknijpen, vlak onder het neusbeen. Het hoofd moet daarbij licht voorovergebogen worden gehouden – de 'schrijfhouding'. (Patiënten doen het vaak verkeerd. Meestal hebben ze de neiging hun hoofd achterover te houden, waardoor het bloed de keel inloopt. Dat is niet prettig en de patiënt kan er misselijk van worden.) Als het daarmee niet lukt, kan de patiënt ook neusdruppels gebruiken als hij die in huis heeft. Daardoor slinkt het neusslijmvlies en worden kleine bloedinkjes meestal gestelpt.

6 Braken

Braken is vervelend, maar soms noodzakelijk, want op die manier ontdoet het lichaam zich van schadelijke stoffen.

Wat is het?

braakcentrum

Braken is het verwijderen van voedsel en/of andere stoffen uit de maag via de mond en soms de neus. Braken wordt gestuurd door het braakcentrum, dat gelegen is in de hersenstam. Het braakcentrum ontvangt uit allerlei gebieden van het lichaam zenuwprikkels. Maag, darmen, ogen, het evenwichtsorgaan en andere gebieden geven signalen door aan dit centrum. Ook kunnen giftige stoffen of stoffen die worden aangemaakt als het lichaam schade heeft opgelopen, het braakcentrum aanwijzingen geven dat er iets moet gebeuren. Sterke emoties kunnen ook braakneigingen geven.

Is het ernstig?

misselijk

Meestal is braken niet ernstig en komt het door een virale infectie van maag en darmen. Dat gaat meestal zonder problemen met een paar dagen weer over en als de patiënt niet uitgedroogd raakt, is er niet zoveel aan de hand. Maar soms is braken wel ernstig. Je hebt een beetje houvast aan het volgende: als de patiënt misselijk is geweest voorafgaand aan het braken, is dat in dit geval een goed teken. Dan is de kans groter dat de oorzaak niet ernstig is. (Overigens kan er dan toch een reden zijn om de patiënt te onderzoeken, bijvoorbeeld bij uitdroging.)

Bloed braken

Een maagbloeding is de meest voorkomende oorzaak van het braken van bloed, maar ook door een bloeding van de slokdarm of de twaalfvingerige darm kan de patiënt bloed braken. Bij een bloeding in het eerste deel van het spijsverteringskanaal is het vrijgekomen bloed al enigszins verteerd. Bloed dat al in contact is geweest met maagzuur wordt donkerbruin van kleur.

maagzweer
De meest voorkomende oorzaak van een bloeding hoog in het maag-darmkanaal is een zweer in de maag of in de twaalfvingerige darm. Meestal heeft een patiënt met een maagzweer alleen pijnklachten, maar soms kan als complicatie een bloeding optreden. Gebruik van pijnstillers zoals aspirine en NSAID's, prednison, koffie en alcohol kan maagzweren veroorzaken, maar ze kunnen ook ontstaan door roken.

gastritis
Ook door toedoen van een ontsteking van het maagslijmvlies, een gastritis, kan bloed worden opgebraakt. Gastritis kan veroorzaakt worden door geneesmiddelen zoals aspirine en ibuprofen.

slokdarm
Een andere veel voorkomende oorzaak van bloed braken is een bloeding uit scheurtjes in het slijmvlies van de slokdarm. Deze scheurtjes ontstaan wanneer iemand over een langere periode veel heeft gebraakt. Dit komt bijvoorbeeld voor bij mensen met anorexia of bolumia nervosa.

Ook spataderen in de slokdarm kunnen een bloeding veroorzaken. Deze spataderen komen meestal door een chronische leverziekte, ontsteking van de galwegen of een trombose in het bloedvatensysteem dat de lever van bloed voorziet. De spataderen kunnen een levensbedreigende bloeding geven.

Verder kunnen kleine bloedvaatjes in de keel beschadigd raken als iemand heftig moet braken. Dan zit er meestal een kleine hoeveelheid bloed bij het braaksel.

Braken en hevige buikpijn

(zie ook: Buikpijn bij volwassenen)
Aanhoudend braken bij hevige, krampende buikpijn met bewegingsdrang kan wijzen op een darmafsluiting, door bijvoorbeeld een tumor of een beklemde liesbreuk.

koliekpijn
Bij koliekpijnen in het algemeen (bijvoorbeeld een niersteenkoliek) kan de patiënt ook gaan braken.

Braken en hoofdpijn

(zie ook: Hoofdpijn)
Bij sommige vormen van hoofdpijn kan de patiënt ook moeten braken, bijvoorbeeld tijdens een migraineaanval. De patiënt herkent het soort hoofdpijn wel, omdat hij die wel vaker heeft. Maar als de patiënt moet braken bij een hevige hoofdpijn die hij nog nooit eerder heeft gehad, moet hij met spoed worden onderzocht door de arts. Braken met hevige hoofdpijn is een ernstig toestandsbeeld. Het kan uiting zijn van bijvoorbeeld meningitis of een bloeding tussen de hersenvliezen.

Braken en hoofdpijn na ongeval

Als uit de antwoorden op de vragen blijkt dat de patiënt kort geleden een ongeval heeft gehad waarbij zijn hoofd betrokken was, kunnen hoofdpijn en braken wijzen op een beschadiging van de schedel. Het kan gaan om een posttraumatische intracraniële complicatie (PIC). Een PIC kan veroorzaakt worden door een bloeding in de schedel, maar ook door zwelling of drukverhoging als gevolg van kneuzing van hersenweefsel. Zwelling en drukverhoging ontstaan niet meteen na het ongeval, maar een paar uren daarna.
Ook een ongeval van langer geleden kan nog ernstige gevolgen hebben. Hevige hoofdpijn en braken kunnen ook symptomen zijn van een subduraal hematoom na een ongeval, ook als dat ongeval al twee weken daarvoor heeft plaatsgevonden. Bij een subduraal hematoom is er een bloeding tussen het harde hersenvlies en het spinnenwebvlies. In deze ruimte lopen kleine bloedvaatjes. Deze bloedvaatjes kunnen scheuren, als gevolg van een schedeltrauma. Dat kan een hematoom veroorzaken dat druk uitoefent op de onderliggende hersenen. Dit hematoom kan door te groeien druk gaan uitoefenen op de onderliggende hersenen. Het hematoom kan acuut ontstaan na een schedeltrauma, of geeft pas na enige tijd symptomen, afhankelijk van hoe groot het trauma is.

PIC

subduraal hematoom

Uitdroging (dehydratie)

Een van de gevaren van voortdurend moeten braken is uitdroging. Baby's en bejaarden lopen groter risico op uitdroging. Grote dorst, sufheid en verwardheid zijn tekenen die bij kinderen kunnen wijzen

baby's en bejaarden

op uitdroging. Volwassenen kunnen bij uitdroging de neiging hebben tot flauwvallen. In het algemeen is er een verminderde urineproductie (bij jonge kinderen minder dan vier natte luiers per dag) en baby's kunnen huilen zonder tranen. Ook als kinderen minder dan de helft van normaal drinken, is er risico op uitdroging. Verder kan uitdroging een versnelde hartslag geven en een afgenomen spanning van de huid (maar dat kan niet iedereen beoordelen).

Braken bij zwangerschap

Heel veel zwangere vrouwen zijn misselijk in de eerste drie maanden van de zwangerschap. Daar is niet zoveel aan te doen. Aan te raden is om niet te veel vet te eten, kleine porties per keer te eten, en niet meteen op te staan, maar na het wakker worden alvast iets drinken of eten op bed. De vrouw kan geen medicijnen slikken tegen de misselijkheid, omdat dat schadelijk kan zijn voor de baby.

geen medicijnen

Buikgriep (gastro-enteritis)

virale infectie

Misselijkheid en braken komen vaak door een virale infectie van maag en darmen. Soms heeft de patiënt ook koorts, en hij kan diarree krijgen. Als er geen uitdrogingsverschijnselen optreden, gaat dit vanzelf zonder medicijnen weer over.

Voedselvergiftiging

bacteriën

Voedsel en drinken kunnen besmet zijn met bacteriën die schadelijk voor ons zijn. Daar kan de mens op reageren met braken. Gelukkig maar, want anders zouden de bacteriën waarschijnlijk veel meer schade veroorzaken. Sommige bacteriën produceren toxines (giftige stoffen). Ook toxines kunnen misselijkheid en braken veroorzaken, enkele uren na de inname van het besmette voedsel of drinken.

Maagslijmvliesontsteking (gastritis)

maagslijmvlies

Veel mensen hebben gastritis, maar lang niet iedereen heeft er daadwerkelijk klachten van. Er bestaat een acute vorm, maar ook een chronische. Acute gastritis kan optreden als het maagslijmvlies beschadigd raakt door een grote hoeveelheid alcohol of het slikken van aspirine of NSAID's. Chronische gastritis wordt vaak

Helicobacter pylori veroorzaakt door een besmetting met de bacterie Helicobacter pylori, die bij ongeveer de helft van de bevolking in het maagslijmvlies leeft. De bacterie beschadigt de slijmlaag die de maagwand moet beschermen tegen maagzuur, waardoor dit de wand kan bereiken. Ook gebruik van alcohol, tabak, aspirine en NSAID's kan tot chronische gastritis leiden. Chronische gastritis geeft vaak helemaal geen symptomen, maar de aandoening kan het maagslijmvlies wel beschadigen en overgaan in een acute gastritis. Symptomen van acute gastritis treden plotseling op en zijn ernstiger. Van beide vormen zijn de symptomen:
- een naar gevoel of pijn in de maagstreek, vooral na het eten;
- misselijkheid en overgeven;
- verlies van eetlust.

Triage

U1

Een grote hoeveelheid bloed braken is een levensbedreigend toestandsbeeld! Vraag de huisarts meteen naar de patiënt toe te gaan en regel, als dat zo afgesproken is, ook de ambulance. Een grote hoeveelheid bloed is eenmalig of meer dan eens een mondvol bloed braken.
Geef patiënten die bloed braken alvast het advies om zich niet in te spannen en niet te eten en te drinken. Laat de patiënt het hoofd opzijleggen, zodat hij zich niet kan verslikken in zijn eigen braaksel.

U2

Braken en een hevige hoofdpijn die de patiënt niet herkent, is een reden voor de huisarts om met spoed de patiënt te onderzoeken. Dat geldt ook voor braken en hoofdpijn nadat de patiënt korter dan 24 uur geleden een ongeval heeft gehad waarbij zijn hoofd was betrokken (val en met het hoofd op de grond geslagen, hoofd gestoten enzovoort).
Braken en hevige buikpijn kan ook wijzen op koliekpijn bij een darmafsluiting of niersteenaanval.

Geef patiënten met braken en hevige buikpijn advies tot het arriveren van de arts: niet eten, niet drinken, geen pijnstillers gebruiken. Als de patiënt in shock dreigt te raken (bleek, klam, zweten, neiging flauw te vallen): laat hem liggen met de benen hoger dan de romp.
Bloed braken, al is het dan minder dan een mondvol (zie: U1), is altijd een reden tot spoed.

U3

Bij U2 is het recente schedeltrauma genoemd waarna de patiënt is gaan braken en hoofdpijn heeft gekregen. Als een patiënt braakt en hoofdpijn heeft en het blijkt dat er al langer geleden (tot twee weken terug) een ongeval is gebeurd waarbij het hoofd betrokken was, is dat een reden om de patiënt binnen enkele uren een afspraak te geven.
Als er tekenen zijn van uitdroging of er is een groot risico op uitdroging door voortdurend braken, moet de patiënt binnen een paar uur door de huisarts worden gezien. Ook als iemand last heeft van obstipatie en daarna is gaan braken.
Ook is er gegronde reden om een patiënt met diabetes die braakt binnen enkele uren op het spreekuur te vragen. Het risico bestaat namelijk dat zijn diabetes ernstig ontregeld raakt.

U5: ADVIES

Als de patiënt niet zodanige symptomen heeft dat hij met min of meer spoed door de arts gezien moet worden, mag je zelf advies geven. Dat is het geval bij mensen die, voordat ze moesten braken, misselijk waren. Bij braken kan de patiënt het beste vaak kleine beetjes drinken om uitdroging te voorkomen. Laat hem elke vijf tot tien minuten een slok water nemen (lauwwarm, als het koude water de maag te veel prikkelt). Hij mag ook kleine beetjes eten waar hij trek in heeft en wat goed valt. Medicijnen zijn niet nodig, ook niet als er waarschijnlijk sprake is van voedselvergiftiging.

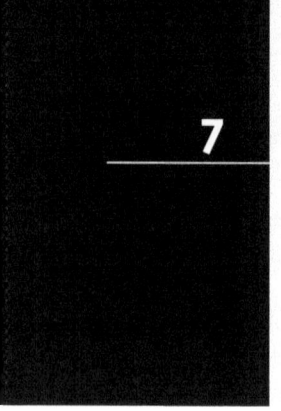

7 Buikpijn bij kinderen

De oorzaak van buikpijn is niet altijd direct duidelijk, zeker bij kinderen niet. Kinderen voelen namelijk nogal eens buikpijn terwijl de oorzaak helemaal niet in de buik ligt.

Wat is het?

veel organen Een buik bevat veel organen, zoals maag, darmen, blaas en nieren. Soms is de oorzaak van buikpijn duidelijk aan te wijzen, bijvoorbeeld omdat het op de bepaalde plaats pijn doet in de buik. Maar lang niet altijd is de oorzaak duidelijk aan te wijzen. Bij volwassenen kan het al moeilijk zijn om te bepalen wat de buikpijn veroorzaakt, maar bij kinderen helemaal! Soms is er namelijk ergens anders in het lichaam van het kind iets mis, maar voelt het kind dat als buikpijn. Toch kan ook bij een kind de buikpijn duidelijk aanwijsbare oorzaken hebben, bijvoorbeeld ontstekingen van blaas en urinewegen. Van een kind met buikpijn moet altijd de urine worden onderzocht.
Ook baby's kunnen buikpijn hebben. Soms is er een onschuldige oorzaak, zoals bij darmkrampjes. Maar er zijn ook ernstige oorzaken van buikpijn bij baby's. Bedenk dat baby's en jonge kinderen tot de risicogroepen behoren; die laat je eerder op het spreekuur komen dan volwassenen met dezelfde klachten.

Is het ernstig?

Met kinderen met buikpijn ben je altijd voorzichtig en je geeft ze altijd een afspraak. Ze hoeven gelukkig vaak niet met spoed gezien te worden. Dat hangt van de andere symptomen af die het kind vertoont of de omstandigheid waaronder de buikpijn is ontstaan.

Buikpijn na een ongeval

HET

Een kind met buikpijn na een val, slag of stoot op de buik of ander ongeluk moet altijd met spoed door de dokter worden gezien. En bij een hoog energetisch trauma (HET, zie hoofdstuk 1 Wat is triage?), zelfs met de grootste spoed! (Overigens wordt voor die kinderen meestal niet gebeld met de mededeling dat ze buikpijn hebben.)

De nieren, maar ook andere organen in de buik, kunnen beschadigd raken door een ongeval zonder dat je dat aan de buitenkant van de buik ziet. Soms ontstaan er bloedingen in de urinewegen en dat zie je aan de urine: die is dan rood gekleurd. Andere organen kunnen scheuren en dat kan grote levensbedreigende bloedingen veroorzaken.

Buikpijn en koorts

Koorts bij buikpijn is een reden om het kind binnen een paar uur op het spreekuur te laten komen. Er kan sprake zijn van een niet-ernstige gastro-cntcritis, maar bijvoorbeeld ook van blindedarmontsteking, urineweginfectie of zelfs buikvliesontsteking.

GASTRO-ENTERITIS

misselijkheid

Deze aandoening wordt in de meeste gevallen veroorzaakt door een virus. De eerste verschijnselen van ziek zijn spelen zich vaak af in de maag: misselijkheid, al dan niet met braken. De patiënt kan wat koorts hebben. Later krijgt het kind ook vaak last van diarree.

URINEWEGINFECTIE

Ook bij een urineweginfectie kan een kind buikpijn hebben met koorts. Bij jongere kinderen zijn verschijnselen van een urineweginfectie niet zo duidelijk; oudere kinderen kunnen meer specifieke symptomen aangeven, zoals pijn bij plassen, gevoel van volle blaas terwijl ze maar kleine beetjes plassen, in de broek plassen enzovoort.

BLINDEDARMONTSTEKING

Blindedarmontsteking (appendicitis) komt minder vaak voor bij jonge kinderen. De symptomen van blindedarmontsteking zijn: (lichte) koorts, pijn rond de navel, misselijkheid, braken en (bij onderzoek) pijn rechts in de onderbuik. (Zie ook: Buikpijn bij volwassenen voor uitleg over de blindedarm en het wormvormig aanhangsel.) Een kind met een blindedarmontsteking moet met spoed naar de chirurg, die de blinde darm operatief verwijdert. Het gevaar bestaat dat de blindedarmontsteking doorbreekt. In dat geval stroomt er etter in de buikholte. Dit geeft een levensbedreigende buikvliesontsteking.

operatie

BUIKVLIESONTSTEKING

Buikvliesontsteking ofwel peritonitis is een ontsteking van het buikvlies als gevolg van een infectie. Het peritoneum is een vlies dat alle organen in de buik bedekt. Een infectie van een buikorgaan (maag, darm, galblaas, blindedarm) kan buikvliesontsteking veroorzaken. Een patiënt met buikvliesontsteking heeft hoge koorts, buikpijn en braakt.

peritoneum

(Hevige) buikpijn en bobbel in de lies

Praktijksituatie
De moeder van Tije (5 jaar) belt op. Sinds gisteravond heeft haar zoon aanvallen van heftige buikpijn. Vanochtend zag ze dat hij een pijnlijke bobbel in de lies heeft. Hij heeft sinds eergisteren geen ontlasting meer gehad. Hij heeft één keer gebraakt.

liesbreuk Tije heeft een liesbreuk. Een liesbreuk is een uitstulping van het buikvlies door een zwakke plek in de buikwand, in dit geval de liezen. Een liesbreuk komt bij jonge kinderen en volwassenen boven de 40 jaar regelmatig voor. Soms komt een stuk darm in deze uitstulping terecht en raakt dan afgesnoerd: dit noem je een beklemde liesbreuk. Het stuk darm met omhullend buikvlies wordt (erg) pijnlijk. Het voedsel kan niet meer passeren: dan is er een darmafsluiting (ileus). De verschijnselen zijn een pijnlijke bobbel in de lies en aanvallen van heftige krampende pijn (koliekpijn). Het kind heeft geen ontlasting meer en de buik zet op. Vaak gaat hij hevig braken. Het kind moet met spoed naar de chirurg.

Jongens met hevige pijn in de onderbuik

torsio testis

Als een jongen plotseling hevige pijn in zijn onderbuik krijgt, zou hij weleens een torsio testis kunnen hebben. Dan is de zaadbal om zijn as gedraaid. Hierdoor worden de bloedvaten en de zaadstreng afgekneld. Door zuurstofgebrek ontstaat er dan een heel erge pijn in één zaadbal. Dit is een spoedgeval, omdat de zaadbal door het zuurstofgebrek beschadigd kan raken. De zaadbal moet binnen vier uur operatief worden teruggedraaid en vastgezet.

Volvulus

> **Praktijksituatie**
> Daan is 3 weken oud en snel en zonder problemen thuis geboren. Nu belt zijn moeder omdat Daan ontroostbaar huilt. Het lijkt wel of hij erge buikpijn heeft, hij braakt en heeft al twee dagen geen ontlasting gehad.

draaiing van de darm

De huisarts verwijst Daan naar het ziekenhuis. Daar blijkt dat Daan een volvulus heeft: zijn darm is gedraaid om de lengteas. Dit gebeurt vaak al in de eerste levensmaanden. De oorzaak kan een aangeboren afwijking zijn, maar een draaiing van de darm kan ook andere oorzaken hebben. Meestal hebben baby's hier last van, maar de aandoening kan ook op volwassen leeftijd voorkomen.
De baby huilt ontroostbaar, lijkt heftige, krampende buikpijn te hebben, braakt en produceert geen windjes of ontlasting meer. Door de draaiing van de darm raken de bloedvaten afgesnoerd en kan de darm afsterven. Het kind wordt dan steeds zieker, moet met spoed door de huisarts worden gezien, en snel naar het ziekenhuis worden gestuurd om te worden geopereerd. Gelukkig is het een zeldzame aandoening.

Invaginatie

Praktijksituatie
Brechtje is 8 maanden oud en een rustige baby. Ze lag vanavond vredig te slapen en werd opeens wakker, begon hard te huilen, trok wit weg en trok haar beentjes op, alsof ze buikpijn had. Ze braakte één keer en na vijf tot vijftien minuten was het voorbij. Nu is het een uur later en gebeurt hetzelfde. Daarom belt mevrouw Ruiter op; ze vertrouwt het niet.

darmafsluiting

Brechtje blijkt invaginatie te hebben. Net als de hiervoor besproken volvulus is een invaginatie zeldzaam. Hierbij schuift een deel van de dunne darm of dikke darm in zichzelf en veroorzaakt een darmafsluiting. Het komt voor bij zuigelingen van 3 tot 24 maanden, met een piek tussen 6 en 12 maanden. De symptomen zijn wisselend: meestal gaat het om een gezond kind dat ineens acute en terugkerende aanvallen van hevige buikpijn en huilen heeft. Dit gaat vaak gepaard met braken, wit wegtrekken en in elkaar gedoken zitten of liggen. Zo'n aanval duurt vijf tot vijftien minuten en tussendoor zijn er geen klachten. Na een halfuur of meer treedt opnieuw een aanval op. Dit herhaalt zich enkele keren totdat uiteindelijk een volledige darmafsluiting kan optreden met braken, opgezette buik en geen ontlasting of windjes meer.

De baby kan ongeveer 24 uur na het begin van de aanvallen een aardbeiengelei-achtige poep (slijm met daarin wat bloed) produceren. De huisarts moet de baby met spoed zien en naar het ziekenhuis sturen. Daar wordt een darmonderzoek gedaan, waarbij contrastvloeistof in de (dikke) darm wordt gebracht. Dit gebeurt onder druk en in 75% van de gevallen schuift de darm dan terug en is de klacht verholpen. Als dat niet lukt, is een operatie nodig.

Baby's met darmkrampjes

Het darmstelsel van een baby is nog niet rijp als het kind geboren wordt. Dit rijpen duurt ongeveer zes maanden. Ongeveer 10% van de baby's heeft geregeld last van darmkrampjes. Dat heeft te maken met het feit dat de darmen zich nog aan het ontwikkelen zijn of het wordt veroorzaakt door het inslikken van lucht bij de voeding. Je ziet de baby rood aanlopen en met zijn beentjes trappelen. Vaak huilt hij met een hoog, schel huiltje. Je voelt de darmen bewegen als je je hand op zijn buikje legt.

huilen
Een baby met darmkrampjes kan veel huilen, maar het blijft vaak lastig te ontdekken waarom een baby huilt.

Darmkrampjes kunnen enigszins worden voorkomen door de baby goed te laten boeren na de voeding. Over zijn buikje wrijven wil ook wel helpen. Ook kan de ouder het kindje dicht tegen zich aan dragen.

Triage

Een kind met buikpijn moet altijd door de dokter worden onderzocht, maar slechts in enkele gevallen moet dat met spoed. Vraag altijd aan de ouders/verzorgers om urine van het kind mee te nemen, dan kun je die vast onderzoeken voordat de huisarts het kind ziet. Als het triagecriterium U2 of U3 is: geef de ouders of verzorgers instructies om het kind niet te laten eten en drinken!

U2

Een kind met buikpijn door een ongeval moet met spoed door een dokter worden beoordeeld. Bij andere kinderen met buikpijn is het van belang erachter te komen hoe ziek het kind is. Als het buikpijn heeft en een erg zieke indruk maakt, moet het met spoed door de dokter worden gezien. Andere redenen voor een spoedconsult of -visite zijn hevige buikpijn en bloed braken. Bloed braken komt heel zelden voor bij kinderen en kan diverse oorzaken hebben, bijvoorbeeld een maagzweer of uitgezette aderen in de slokdarm.

U3

Redenen voor een afspraak voor dezelfde dag zijn: buikpijn en ontroostbaar huilen, koorts, voortdurend braken en rectaal bloedverlies.

U4

Elk kind met buikpijn moet door de dokter worden onderzocht. Als de hierboven genoemde alarmsymptomen niet aanwezig zijn, hoeft het niet met spoed, maar het liefst wel dezelfde dag.

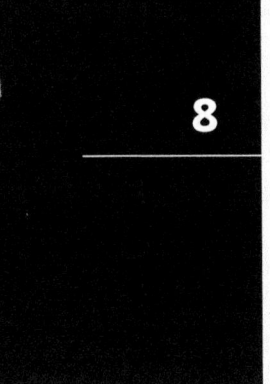

8 Buikpijn bij volwassenen

Soms is de oorzaak van buikklachten niet direct duidelijk. Als een patiënt klachten heeft en er hebben meer mensen in zijn omgeving 'buikgriep', dan is het waarschijnlijk dat de buikklachten daardoor worden veroorzaakt. Vaak is de oorzaak van buikklachten echter niet zo duidelijk.

Wat is het?

veel organen De buik bevat veel organen, waaronder maag, darmen, lever en nieren. Soms is de oorzaak van de klachten duidelijk aan te wijzen, bijvoorbeeld omdat het op een bepaalde plaats pijn doet in de buik. Maar dat is lang niet altijd het geval. Bij buikpijn komen misselijkheid en braken vaak voor. Als de patiënt eerst misselijk was en moest braken, en daarna pas buikpijn kreeg, hebben de buikklachten over het algemeen geen ernstige oorzaak.

Is het ernstig?

soort pijn Soms geeft de soort pijn een aanwijzing over de aandoening die de pijn veroorzaakt. Zo wijst plotselinge, zeer hevige en aanhoudende buikpijn – als een dolksteek – op een doorbraak (perforatie) van de maag of twaalfvingerige darm naar de vrije buikholte. De patiënt durft zich dan niet te bewegen. We noemen dit perforatiepijn.
Een plotselinge aanval van zeer hevige, krampende buikpijn past bij een afsluiting van bijvoorbeeld urinewegen, galwegen of darmen. De patiënt kan niet stil blijven zitten of liggen (bewegingsdrang). Dit is koliekpijn.
Langzaam toenemende en aanhoudende buikpijn kan wijzen op een ontsteking van het buikvlies of de buikorganen. Dit is ontste-

kingspijn. Voorbeelden zijn buikvliesontsteking (peritonitis), blindedarmontsteking (appendicitis) en galblaasontsteking (cholecystitis). Ontstekingspijn wordt bij kinderen en jongvolwassenen vaak veroorzaakt door een acute appendicitis.

Hoewel de soorten buikpijn beschreven kunnen worden, kun je bij de triage de soort pijn niet mee laten spelen in je beslissing. Om welke pijn het gaat, moet de dokter beoordelen. Bij triage en het denken in toestandsbeelden past dat de doktersassistent beoordeelt hoe hevig de pijn is en hoe ziek de patiënt is. Hevige buikpijn is altijd een reden om met spoed te handelen!

Aneurysma

shock — Zeer hevige buik- of rugpijn, met uitstraling naar de rug, snel gevolgd door shock, kan veroorzaakt worden door het scheuren van een verwijde buikaorta (ruptuur van een aneurysma aortae abdominalis). Dit is levensbedreigend, maar komt gelukkig maar uiterst zelden voor.

Maagperforatie

Praktijksituatie

De heer Rodrigues, 28 jaar en accountmanager bij een leasemaatschappij, belt mobiel naar de praktijk. Hij heeft plotseling een zeer hevige pijn in zijn bovenbuik gekregen, alsof hij met een mes gestoken werd. Hij durft zich niet te bewegen.
Hij vraagt of de dokter met spoed wil komen, want hij kan absoluut niet naar de praktijk rijden. In zijn status zie je dat hij medicijnen gebruikt tegen maagklachten. De huisarts gaat een visite maken.
Later lees je in de status dat hij meneer Rodrigues met spoed naar het ziekenhuis heeft gestuurd, omdat hij een perforatie van de maag vermoedde.

perforatie — Bij patiënten met één of meer zweren in de maag of twaalfvingerige darm kan de wand van de maag of twaalfvingerige darm kapotgaan. Er komt dan een gaatje in de wand (perforatie), waardoor de inhoud van de maag of twaalfvingerige darm vrij in de buik komt.

Het maagzuur én de pijn verspreiden zich geleidelijk door de gehele buik.
Perforatie kan optreden zonder voorafgaande klachten. Dit gebeurt in de helft van de gevallen. Het symptoom van een perforatie is een plotselinge, zeer hevige en aanhoudende pijn in de onderbuik. De patiënt durft zich niet te bewegen, ligt stil en met opgetrokken knieën in bed. De buik is plankhard, ingetrokken en beweegt niet. De patiënt is angstig, bleek en ziek. Hij moet met spoed naar het ziekenhuis worden verwezen, waar hij meestal geopereerd wordt.

Acute buikpijn bij zwangere vrouwen

In de eerste helft van de zwangerschap kan acute pijn in de onderbuik worden veroorzaakt door een *buitenbaarmoederlijke zwangerschap*.
Plotselinge hevige, aanhoudende pijn in de onderbuik in de tweede helft van de zwangerschap kan worden veroorzaakt door loslating van de moederkoek. De baarmoeder blijft keihard en de baby is in levensgevaar.
Pijn in de bovenbuik in de tweede helft van de zwangerschap wijst soms op het *HELLP*-syndroom. De eerste signalen van HELLP zijn pijn en een bandgevoel rond de bovenbuik 'alsof de riem te strak zit' of maag- of bovenbuikpijn. Dit komt doordat de lever opzet. Misselijkheid, braken en hoofdpijn kunnen ook voorkomen. De zwangere vrouw moet met spoed gezien worden. Uit bloedonderzoek blijkt dan dat de rode bloedlichaampjes worden afgebroken, de bloedplaatjes zijn verminderd en dat er tekenen zijn van levercelbeschadiging. De zwangere vrouw wordt snel doorgestuurd naar de gynaecoloog.

Hevige buikpijn en niet meer kunnen plassen

> **Praktijksituatie**
> De heer Pieterman woont in een zorgcentrum bij jullie in de buurt. Hij is daar vanmiddag naar een feest geweest van een van de bewoners die 100 jaar is geworden. Hij is een uurtje geleden thuisgekomen en heeft nog wat gedronken. Nu belt hij naar de praktijk omdat hij opeens niet meer kan plassen. Hij heeft erg veel pijn.

Als de blaas plotseling de urine niet meer kwijt kan (acute urineretentie), ontstaat heftige buikpijn met bewegingsdrang (koliekpijn). De patiënt – vrijwel altijd een oudere man – heeft daarbij sterke aandrang tot plassen. De oorzaak is meestal een vergrote prostaat (benigne prostaathyperplasie). Soms wordt het veroorzaakt doordat de blaas door medicijngebruik of door een blokkade van de plasbuis niet meer goed samentrekt.

prostaat

De prostaat ligt als een krans rond het begin van de plasbuis (urethra) bij de blaasuitgang. Naarmate iemand ouder wordt, wordt de prostaat groter. Op 80-jarige leeftijd heeft 80% van de mannen een goedaardige vergroting van de prostaat (benigne prostaathyperplasie). De vergrote prostaat drukt op de plasbuis, waardoor deze vernauwt. Hierdoor ontstaan klachten als het moeilijk op gang komen van het plassen, een zwakkere straal, nadruppelen en minder goed kunnen uitplassen. De patiënten moeten zowel overdag als 's nachts vaker plassen en hebben dan een moeilijk te bedwingen aandrang.

Soms kan de plasbuis geheel geblokkeerd raken door deze vergrote prostaat (acute urineretentie), waardoor de patiënt plotseling niet meer kan plassen, een heftige buikpijn met bewegingsdrang krijgt en een sterke aandrang tot plassen heeft. De oorzaken van deze acute urineretentie door een vergrote prostaat zijn:
- lang ophouden van de urine;
- lang stilzitten;
- urineweginfectie;
- vastzittende ontlasting (obstipatie).

Galsteenkoliek en galblaasontsteking

Praktijksituatie
De heer Van Twisk belt op omdat zijn vrouw een heftige pijnaanval heeft in haar bovenbuik. Zij weet niet waar ze het moet zoeken en rolt over de grond van de pijn. Ze zweet, is misselijk en braakt. Kort daarvoor hebben ze bruine bonen met spek gegeten.

In de galblaas wordt de gal, die geproduceerd wordt in de lever, ingedikt. Dat indikken schiet soms door: er kunnen dan galstenen ontstaan. Deze kunnen 'stil', dus zonder symptomen, aanwezig zijn. Galstenen komen vooral voor bij wat zwaardere vrouwen boven de 40 jaar.

Als de galblaas en galwegen proberen de stenen uit te drijven, ontstaat een galsteenkoliek. Dit is een plotselinge aanval van zeer hevige krampende pijn rechts in de bovenbuik, die uitstraalt naar de rug en soms naar het rechterschouderblad. De patiënt heeft een drang tot bewegen, is misselijk en braakt. Na de aanval is de patiënt geheel pijnvrij.

drang tot bewegen

Zakt de koliekpijn niet af, dan betekent dit dat de steen blijft steken. Hij sluit de galblaas af en er kan een ontsteking ontstaan (acute galblaasontsteking). De pijn neemt langzaam toe en wordt continu. Er ontstaat koorts.

De galsteenkoliek kan thuis worden behandeld met pijnstillers. De diagnose kan worden bevestigd met een echoscopie (geluidsgolvenonderzoek). Bij regelmatige galsteenkolieken wordt de patiënt verwezen naar de chirurg voor verwijdering van de galblaas. Dit kan tegenwoordig bij niet te zware patiënten tijdens een kijkoperatie (laparoscopie).

Bij galblaasontsteking moet de patiënt direct naar de chirurg verwezen worden; de galblaas wordt dan vaak verwijderd.

Niersteenkoliek

Praktijksituatie
De heer Bleumink (52 jaar) woont alleen. Hij heeft plotseling hevige pijn in zijn zij gekregen die uitstraalt naar zijn testikels. Aan de telefoon huilt hij van de pijn. Het blijkt dat hij door de pijn niet stil kan zitten.

De nieren filteren onder andere zouten uit het bloed. Deze kristalliseren soms uit tot stenen. Nierstenen komen meer voor bij mannen, met een piek tussen 45 en 65 jaar.

Als de nier en urinewegen proberen de steen te lozen, ontstaat een niersteenkoliek: een plotselinge aanval van zeer hevige, krampende pijn in de zij of de rug, uitstralend naar testikels of schaamlippen. De patiënt moet bewegen (bewegingsdrang). Hij is misselijk en braakt. Na de aanval is de patiënt pijnvrij.

Door de scherpe kanten van een niersteen ontstaan bloedende wondjes in de urinewegen. De huisarts vindt daarom bloed in de urine.
De behandeling bestaat uit een pijnstillende injectie of zetpil.

niersteentje — Meestal wordt het niersteentje uitgeplast. De patiënt kan dit controleren door de urine te zeven. Echoscopie kan de diagnose bevestigen. Wil de steen niet passeren, dan moet deze vergruisd of operatief verwijderd worden.

Pijn in bovenbuik

Pijn in de bovenbuik kan verraderlijk zijn. Als de pijn uitstraalt naar de kaak, arm of rug, de patiënt ook misselijk is, is er iets meer houvast: de patiënt kan een hartinfarct hebben! De patiënt kan dan ook shockverschijnselen krijgen.

hartinfarct

Pijn en bloed braken

Een patiënt die bloed braakt, moet snel door de dokter worden beoordeeld. Waarschijnlijk moet hij daarna direct door naar het ziekenhuis om het verloren gegane bloed aan te laten vullen en voor onderzoek naar de oorzaak. Een maagbloeding is de meest voorkomende oorzaak van het braken van bloed, maar het kan ook worden veroorzaakt door een bloeding van de slokdarm of de twaalfvingerige darm. Meestal heeft een patiënt met een maagzweer alleen pijnklachten, maar soms kan als complicatie een bloeding optreden. Behalve in het braaksel kan het bloed ook in de ontlasting terechtkomen. De ontlasting is dan vaak teerachtig zwart (melaena). Bij bloed braken en melaena kunnen over een langere periode grote hoeveelheden bloed verloren raken. Iemand met deze verschijnselen moet dan ook zo snel mogelijk door een arts worden onderzocht.
Ook bij een ontsteking van het maagslijmvlies kan bloed worden opgebraakt. Gastritis kan veroorzaakt worden door geneesmiddelen als aspirine en ibuprofen.
Een andere veel voorkomende oorzaak van bloed braken is een bloeding uit scheurtjes in het slijmvlies van de slokdarm. Deze scheurtjes ontstaan wanneer iemand over een langere periode veel heeft moeten braken. Dit komt bijvoorbeeld voor bij mensen met anorexia of bolumia nervosa.

Ook spataderen in de slokdarm kunnen een bloeding veroorzaken. Deze spataderen worden meestal veroorzaakt door een chronische leverziekte.

Buikpijn en rectaal bloedverlies

Het rectum is het laatste gedeelte van de dikke darm dat net voor de anus eindigt. In het rectum wordt de ontlasting opgeslagen voordat ze geloosd wordt. Rectale bloedingen kunnen wijzen op niet-ernstige aandoeningen, zoals aambeien en anale kloven. Maar het kan ook een symptoom zijn van ernstigere aandoeningen, zoals diverticulitis, tumoren en poliepen. Als de patiënt veel bloed via de anus verliest, moet hij met spoed worden gezien door de dokter; en daarna moet hij meestal door naar het ziekenhuis.

bloed via de anus

Diverticulitis

> **Praktijksituatie**
> Mevrouw De Jong (65 jaar) heeft altijd al moeite met de ontlasting gehad. Ze had vaak obstipatie. Af en toe heeft ze een krampende pijn in de linker onderbuik. Sinds gisteren is die pijn erger geworden. Zij heeft koorts en bloed en slijm bij de ontlasting.

Mevrouw De Jong zou weleens diverticulitis kunnen hebben. Dat is een ontsteking van divertikels. Divertikels zijn kleine uitstulpingen van het slijmvlies van de dikke darm in de buikholte. Meestal geven deze divertikels geen problemen. Soms hoopt zich in zo'n uitstulping echter ontlasting op die ontsteekt (diverticulitis). Dit geeft dan pijn in de linker onderbuik, die langzaam toeneemt en constant is (niet in aanvallen). De patiënt heeft ook koorts. Soms bevat de ontlasting bloed en slijm. Deze situatie moet wel in de gaten gehouden worden, omdat het risico bestaat dat de ontsteking zich uitbreidt naar het buikvlies.

divertikels

Darmafsluiting (ileus)

Praktijksituatie
Mevrouw Smeets (32 jaar) is zes jaar geleden geopereerd aan een appendicitis. Sinds een week heeft zij in toenemende mate koliekpijnen in haar buik. De pijn is tussendoor helemaal weg. Drie dagen geleden heeft ze voor het laatst ontlasting gehad. Sinds vanochtend zet de buik op en is ze gaan braken.

littekenweefsel — Mevrouw Smeets blijkt een darmafsluiting te hebben. De afsluiting komt waarschijnlijk door littekenweefsel als gevolg van de operatie.

Tumor

Praktijksituatie
De heer Vergeer (68 jaar) wil op het spreekuur komen omdat hij toenemende buikpijn heeft, die af en toe krampend is. Zijn buik zet op. Sinds twee weken is zijn ontlastingspatroon veranderd. 's Ochtends had hij regelmatig diarree. Zijn eetlust is slechter geworden en hij verliest gewicht. Sinds twee dagen heeft hij geen ontlasting en windjes meer.

darmkanker — Ook meneer Vergeer heeft een darmafsluiting, maar dat heeft een andere oorzaak dan bij mevrouw Smeets. Zijn toestand lijkt het meest passend bij de diagnose van darmkanker. Op oudere leeftijd moeten we bij een darmafsluiting bedacht zijn op een kwaadaardig gezwel in de dikke darm. Bij sommige families komt dit als erfelijke afwijking voor op jongere leeftijd. De symptomen zijn een verandering van het ontlastingspatroon, bijvoorbeeld van vaste ontlasting naar diarree. Soms zit er bloed bij, donker- of helderrood, vermengd met de ontlasting. De buik wordt pijnlijk en zet op. Je hoort veel rommelingen. De patiënt gaat pas later braken. Ten slotte komt er geen ontlasting meer.

Liesbreuk

Een liesbreuk is een uitstulping van het buikvlies door een zwakke plek in de buikwand, in dit geval de liezen. De liesbreuk komt bij jonge kinderen en volwassenen boven de 40 jaar regelmatig voor. Soms komt een stuk darm in deze uitstulping terecht en raakt dan afgesnoerd; dit noem je een beklemde liesbreuk. Het stuk darm met omhullend buikvlies wordt pijnlijk. Als het voedsel niet meer kan passeren, is er sprake van een darmafsluiting (ileus). Aanvallen van heftige krampende pijn (koliekpijn) treden op. De patiënt heeft geen ontlasting meer en de buik zet op. Vaak gaat hij hevig braken.

beklemde liesbreuk

Acute blindedarmontsteking

Het eerste stukje van de dikke darm heet de blindedarm. Daaraan zit het 'wormvormig aanhangsel' (appendix). Dat kan ontstoken raken. De symptomen beginnen meestal met een vage pijn rond de navel die zich verplaatst naar rechts in de onderbuik en ernstiger wordt. Als de patiënt in de auto naar de huisartsenpraktijk wordt vervoerd, doet hem dat vaak ook pijn rechts in de onderbuik (vervoerspijn). De eetlust is slecht, soms is de patiënt misselijk en braakt hij. Meestal heeft hij geen diarree. De temperatuur is vaak tussen 37,8-38,3°C. Bij onderzoek drukt de huisarts op de onderbuik en dan is het rechts meestal pijnlijk.

De patiënt moet met spoed verwezen worden naar de chirurg, die de appendix operatief zal verwijderen. Soms breekt de appendicitis door en stroomt etter de buikholte in. Dit geeft een levensbedreigende buikvliesontsteking.

vervoerspijn

operatie

Pijn in de onderbuik bij vrouwen

De vagina, de baarmoeder, de eileiders en de eierstokken, de blaas en de endeldarm bevinden zich in het kleine bekken. Het kleine bekken is de ruimte onder in het bekken tussen de heupgewrichten, het schaambeen en het stuitje. Een ontsteking in het kleine bekken ontstaat door bacteriën die via de vagina en baarmoeder de eileiders bereiken. De ontsteking kan zich verder uitbreiden naar de eierstokken, het buikvlies, de blaas en de endeldarm. Een ontsteking in het kleine bekken wordt ook wel PID genoemd (*pelvic inflammatory disease*).

PID

Een PID kan een geleidelijk toenemende pijn in de onderbuik geven. De patiënte heeft koorts en voelt zich ziek. Ze heeft vaginale afscheiding. Een PID kan zich voordoen in het kraambed, na een miskraam, na een ingreep aan de baarmoeder of bij een seksueel overdraagbare ziekte.

De huisarts kan na inwendig onderzoek meestal zelf de diagnose stellen. De behandeling gebeurt thuis met antibiotica.

Spastische darmen

Patiënten met spastische darmen hebben meestal een zeurende buikpijn, met af en toe een verergering. Vaak is de buik opgeblazen, waardoor de kleding kan gaan knellen. Dikwijls ontstaat de buikpijn tijdens of na de maaltijd. De pijn verdwijnt nogal eens na een goede ontlasting of een aantal winden. Soms ontstaan forse buikpijnaanvallen die op verschillende plaatsen in de buik kunnen voorkomen.

> **Kader 8.1 De spijsvertering**
> Ons voedsel wordt verteerd in de maag en verder via het darmstelsel opgenomen in het lichaam. Overblijfselen van het voedsel verlaten het lichaam als ontlasting. Het voedsel moet in de richting van de endeldarm en anus worden bewogen. Die voortstuwing gebeurt door regelmatige spierbewegingen van de wanden van de darm: de peristaltiek. Verder zorgen deze bewegingen voor de vorming van een brij die beter voort te bewegen is en waaruit makkelijker voedingsstoffen kunnen worden gehaald. De darmbewegingen worden vooral veroorzaakt door prikkelingen afkomstig van de ontlasting in de darm. Ergens in dat transportsysteem kan er iets misgaan, bijvoorbeeld doordat de bewegingen van de darm anders verlopen dan normaal of doordat de darm zelf afwijkingen vertoont.

Het transport door de darm kan anders verlopen bij iemand die last heeft van 'spastische darmen'. Bij spastische darmen is de normale situatie verstoord en is er iets mis met de darmbewegingen. De darmen kunnen bijvoorbeeld heftiger bewegen dan normaal. Dit kan gepaard gaan met buikkrampen. Ook zijn de bewegingen soms niet zo regelmatig als zou moeten, waardoor de ontlasting er sneller of minder snel uitkomt, met als gevolg: diarree of juist obstipatie. De darmen kunnen ook veel gevoeliger reageren op bepaalde voedingsmiddelen dan normaal.

Bij spastische darmen spelen veel factoren een rol:
- gestoorde beweging van de darmwand;
- extra gevoeligheid van de darmwand voor prikkels;
- stress: de klachten kunnen ontstaan in een periode van toegenomen spanning (je hebt zelf misschien ook weleens ondervonden dat je ontlastingspatroon verandert als je voor een examen zit en je erg nerveus bent);
- onregelmatig eetpatroon;
- slechte voeding (en dan vooral: te weinig vezels).

Kader 8.2 Vezels

Voedingsvezels zijn belangrijk voor een goede darmwerking. Voedingsvezels zijn onverteerbare plantaardige deeltjes. Vezelrijk eten trekt water aan, waardoor er een brij in de darm gevormd kan worden. Hierdoor wordt de ontlasting smeuïg en kan de darm goed werken. Wanneer er weinig (oplosbare) vezels worden gegeten, heeft de darm veel meer moeite met de voortstuwing en verloopt de normale peristaltiek minder gelijkmatig, waardoor klachten kunnen ontstaan. De voedingsvezels moeten wel *oplosbaar* zijn. Vaak wordt geadviseerd om extra tarwezemelen te nemen, maar zemelen zijn niet oplosbaar en kunnen de buikpijn en andere ongemakken nog verergeren. Beter is het voor de patiënt om psyllium te nemen. Psyllium is afkomstig van de zaden van een plant en verwerkt tot poeder. Je kunt het onder diverse namen in de apotheek en drogist kopen.

oplosbare voedingsvezels

De darm is bij 'spastische darmen' op zich niet afwijkend; als je de darm zou onderzoeken met een scoop, worden er geen afwijkingen gevonden; slechts de bewegingen van de darm en de reactie op prikkels zijn afwijkend.

Zo'n 20% van de mensen heeft last van spastische darmen. Het gaat hierbij voornamelijk om jongvolwassenen. Bij vrouwen komt het drie keer zo vaak voor als bij mannen. Het is in principe een onschuldige aandoening, waar mensen wel behoorlijk veel last van kunnen hebben.

Triage

In afwachting van de dokter moet een patiënt met hevige buikpijn niet eten en niet drinken. Als de patiënt bleek en klam is, zweet of gaat flauwvallen: adviseer hem dan te gaan liggen met de benen hoger dan de romp. Laat de patiënt alvast urine opvangen (als dat mogelijk is).

U1 EN U2

Buikklachten die worden veroorzaakt door een ongeval, kunnen levensbedreigend zijn! (Maar meestal meldt zo iemand zich niet alleen met buikklachten.)
Een zwangere met hevige buikpijn is reden tot grote spoed, omdat de baby en/of de moeder in levensgevaar kunnen zijn. Ook als de buikpijn niet zo hevig is, is er toch een reden om de vrouw met spoed te zien.
Een levensbedreigend toestandsbeeld is een hevige buikpijn met uitstraling naar de rug. Dan kan er sprake zijn van een aneurysma.

Ga ervan uit dat hevige, onhoudbare buikpijn altijd reden tot spoed is: misschien niet altijd U1, maar dan toch zeker U2. Bloed bij de ontlasting, buikpijn en bloedverlies uit de anus (niet bij de ontlasting) en bloed braken zijn ook redenen om de patiënt met spoed door een dokter te laten onderzoeken.

U3

Als de patiënt niet normaal kan plassen, is dat reden om de patiënt binnen een paar uur te laten komen. Ook laat je dezelfde dag nog patiënten komen die buikpijn hebben in combinatie met:
- koorts;
- zwarte ontlasting;
- aanhoudend braken.

Buikpijn die steeds erger wordt, is trouwens ook een reden om de patiënt dezelfde dag nog te laten komen.

U4

Een patiënt met buikpijn maar zonder een van de eerdergenoemde kenmerken, is geen reden tot spoed. Je geeft hem het liefst nog wel dezelfde dag een afspraak. Als de patiënt ook braakt of diarree heeft, kun je het protocol er even bij pakken, om te zien of er reden is om anders te handelen.

9 Diabetes

Bij risicogroepen, zoals die ook genoemd staan in de NHG-Triage-Wijzer, ben je voorzichtiger dan bij gezonde mensen. Symptomen die bij gezonden niet ernstig zijn, kunnen bij risicogroepen immers ernstig verlopen. Patiënten met chronische aandoeningen vormen een risicogroep, dus ook patiënten met diabetes.

Wat is het?

We geven hier een korte uitleg over diabetes; voor een volledige beschrijving verwijzen we naar je leerboeken.

stofwisselings-ziekte

> **Kader 9.1 Diabetes mellitus**
> Als we iets eten of drinken, maakt het lichaam glucose aan. Die glucose levert energie aan de lichaamscellen. Diabetes is een stofwisselingsziekte waarbij het lichaam onvoldoende energie uit glucose kan halen. Glucose kan in de meeste lichaamscellen alleen opgenomen worden als er voldoende insuline aanwezig is. Die cellen moeten dan ook voldoende insulinereceptoren hebben.
> Er bestaan twee typen diabetes:
> - diabetes type 1, waarbij er onvoldoende of geen productie van insuline is;
> - diabetes type 2, waarbij er een probleem met betrekking tot de insulinereceptoren bestaat.

Vooral diabetes mellitus type 2 (DM2) komt tegenwoordig veel vaker voor dan vroeger. DM2 wordt ook wel een 'welvaartsziekte' genoemd. Omdat mensen steeds dikker worden en minder bewegen, is het risico groter dat ze op latere leeftijd DM2 krijgen.

Diabetes mellitus type 1 (DM1) en type 2 komen beide in alle leeftijdscategorieën voor, maar type 2 vooral na het 40e levensjaar. Bij andere etnische groepen begint het vaak al op jongere leeftijd. Vooral mensen van Hindoestaanse, negroïde, mediterrane of Aziatische afkomst hebben een extra hoog risico om DM2 te ontwikkelen. DM2 komt in sommige families vaker voor dan in andere. Bij DM1 is dit veel minder het geval.

De diagnose wordt gesteld op grond van het nuchtere glucosegehalte in het bloed; dit wordt gemeten als de patiënt nuchter is (nog niets gegeten of gedronken heeft). Klachten die doen denken aan DM1 of 2 zijn vermoeidheid, veel plassen en dorst.

Is het ernstig?

Deze vraag kan met 'ja' worden beantwoord. De patiënt heeft een sterk verhoogd risico op bijvoorbeeld hart- en vaatziekten, nierbeschadiging en gevoelsstoornissen in zenuwen, maar met medicijnen is diabetes aardig goed onder controle te houden. Die medicijnen helpen het lichaam om de stofwisseling in balans te houden. Dat wil in dit geval zeggen dat de energie die het lichaam binnenkrijgt in de vorm van voedsel en drinken, niet meer of niet minder is dan wat het lichaam nodig heeft om zijn werk onder allerlei omstandigheden te doen (in rust, tijdens beweging enzovoort).

in balans

Als de patiënt medicijnen gebruikt bij diabetes (tabletten of insuline-injecties) en het lichaam heeft ineens minder energie nodig of juist veel meer, kan de patiënt ontregeld raken. De afstemming met medicijnen luistert nauw. Als de patiënt de medicijnen vergeet in te nemen of te spuiten (insuline), te veel of te weinig eet of ziek is, kan het misgaan.

ontregeld

Te laag glucosegehalte in het bloed (hypoglykemie)

Dit is een van de twee vormen van ontregeling van diabetes: de patiënt met ontregelde diabetes heeft dan een veel te laag glucosegehalte in het bloed, en daardoor heeft het lichaam een ernstig tekort aan energie. Het glucosegehalte kan te laag zijn doordat de patiënt meer medicijnen heeft ingenomen of meer insuline heeft gespoten dan het lichaam nodig had; of hij heeft te weinig gegeten, of zich overmatig lichamelijk ingespannen. Klachten die op hypoglykemie wijzen zijn: honger, hoofdpijn, angst, trillen, zweten en verwardheid. De patiënt kan zelfs bewusteloos raken. Een patiënt met hypoglykemie heeft een glucosegehalte van minder dan 3,5 mmol/l in zijn bloed.

minder dan 3,5 mmol/l

Een patiënt met hypoglykemie die nog bij bewustzijn is, moet snel water met suiker drinken; maar als hij niet kan drinken, moet dat hem niet opgedrongen worden. Een bewusteloze patiënt moet snel een injectie met glucagon of glucose krijgen. En als hij bijkomt, moet hij gauw koolhydraten eten (brood, muesli, granen).

Te hoog glucosegehalte in het bloed (hyperglykemie)

Hyperglykemie is de andere vorm van ontregelde diabetes: dan is er een te hoog glucosegehalte in het bloed. Dat is een glucosegehalte van meer dan 12 mmol/l. Verscheidene oorzaken kunnen leiden tot een te hoog glucosegehalte: geen of te weinig insuline gespoten of te veel gegeten. Er kan ook een meer medische reden zijn, bijvoorbeeld infectie, hartinfarct of CVA; of de patiënt heeft pas een operatie ondergaan. Het kan natuurlijk ook gaan om een patiënt bij wie nog niet ontdekt is dat hij DM1 of 2 heeft. De klachten zijn: dorst, veel plassen, veel drinken, gewichtsverlies, duizeligheid, misselijkheid, braken en/of buikpijn. De ademhaling wordt vaak dieper en sneller en de adem ruikt naar aceton. Patiënten met DM1 kunnen snel in coma raken; patiënten met DM2 raken gelukkig niet zo gauw in coma.

meer dan 12 mmol/l

MOEILIJK TE ONDERSCHEIDEN

Niet altijd is meteen duidelijk of het om een hypo- of hyperglykemie gaat. Als de patiënt niet bewusteloos is, moet altijd worden gehandeld alsof er sprake is van hypoglykemie. Raad een patiënt met ontregelde diabetes aan snel iets zoets te eten of drinken (water met suiker). Als hij werkelijk hypoglykemie had, zal zijn toestand snel verbeteren. Als hij een glucosegehalte had van minder dan 3,5 mmol/l (reden voor een spoedvisite van de arts), zal hij de huisarts spoedig zien. Had hij hyperglykemie, dan is het niet erg dat door het zoete eten of drinken het glucosegehalte nog iets verder stijgt

ontregelde diabetes

voordat hij door de arts wordt gezien (binnen enkele uren of, als hij ook vreemd gedrag vertoont, met spoed).

Triage

U1 EN U2

Wanneer het vermoeden bestaat dat de patiënt een ernstige hypoglykemie of hyperglykemie heeft, regel dan dat de arts meteen een visite gaat maken en, als dat zo afgesproken is, stuur ook de ambulance. De huisarts moet glucagon of glucose meenemen, maar dat behoort standaard in zijn visitetas te zitten.
Er zijn ook situaties waarin de arts met wat minder spoed naar de patiënt toe kan gaan, maar het onderscheid tussen meteen naar de patiënt gaan of nog even een consult afmaken en dan gaan, is klein. Laat eventueel de arts zelf beoordelen of hij meteen gaat of later. Geef de patiënt alvast het advies om iets zoets te eten of te drinken (zie: Moeilijk te onderscheiden). Of laat, als het mogelijk is, de patiënt of iemand die bij hem is, het glucosegehalte prikken. Wanneer een patiënt met diabetes apathisch is, een glucosegehalte heeft van minder dan 3,5 mmol/l of vreemd gedrag vertoont én een glucosegehalte van meer dan 20 mmol/l, gaat de arts met spoed (U2) naar de patiënt toe. Datzelfde geldt wanneer de patiënt de verkeerde hoeveelheid insuline heeft gespoten.

U3

Een patiënt met diabetes die braakt, moet binnen een paar uur door de arts worden gezien. Het risico bestaat dat de diabetes door het braken ontregeld raakt.
Een glucosegehalte van meer dan 20 mmol/l is ook een reden voor een consult binnen een paar uur. Als het glucosegehalte onbekend is, en de patiënt met diabetes is 'anders dan anders', geef hem dan ook een afspraak binnen een paar uur.

10 Diarree

Diarree komt vaak voor en gaat meestal vanzelf weer over. Slechts zelden komt er bij diarree een ernstige complicatie voor: dehydratie (uitdroging). Het risico op uitdroging is groter bij jonge kinderen en oude mensen.

Wat is het?

Je kent waarschijnlijk wel de kenmerken van diarree: vaker en meer ontlasting dan normaal, en dunner dan anders (niet zelden waterdun). Meestal heeft de patiënt ook last van buikkrampen. Diarree kan veel oorzaken hebben.

Is het ernstig?

Diarree is in de meeste gevallen geen ernstig symptoom.

virus Meestal wordt de diarree door een virus veroorzaakt, bijvoorbeeld een norovirus of rotavirus. Norovirussen veroorzaken in zorginstellingen nogal eens een uitbraak van diarree. Rotavirussen komen vooral bij kinderen voor. Diarree door een virus is besmettelijk. Soms wordt diarree veroorzaakt door een bacterie. Er kan bloed of slijm bij de ontlasting zitten en soms heeft de patiënt hoge koorts. Een dag of langer na het drinken van met de bacterie besmet water of het eten van besmet voedsel beginnen de symptomen: diarree,

bacterie misselijkheid, eventueel koorts. De bacterie die het vaakst diarree veroorzaakt is de Campylobacter. Ook Salmonella is een beruchte veroorzaker. Escherichia coli veroorzaakt nogal eens reizigersdiarree.

Voedselvergiftiging

toxines   Sommige bacteriën produceren toxines (giftige stoffen). Ook toxines kunnen diarree veroorzaken. We hebben het dan over voedselvergiftiging. In dit geval treden de symptomen binnen enkele uren na het eten van besmet voedsel op. Misselijkheid en braken zijn de voornaamste klachten. De bacteriën die voedselvergiftiging veroorzaken, komen vooral voor in schaaldieren, kip, rundvlees, melk en salades.

Parasiet

brijige ontlasting   Ook een parasiet in de darmen kan diarree veroorzaken. Er is dan vaak sprake van stinkende, brijige ontlasting. Diarree door parasieten duurt vaak langer (meer dan tien dagen) dan diarree door andere oorzaken. Vooral mensen die naar de (sub)tropen zijn geweest, komen nogal eens met deze vorm van diarree thuis.

Andere oorzaken

Diarree kan ook optreden bij acute blindedarmontsteking, ontstekingen in de darm, het prikkelbaredarmsyndroom of als gevolg van het gebruik van te veel suiker of kunstmatige zoetstof. Bij jonge kinderen met diarree kan een infectie buiten het maag-darmkanaal (middenoorontsteking, verkoudheid enzovoort) ook een oorzaak zijn van diarree.

Diarree kan, gek genoeg, ook optreden bij mensen die last hebben van obstipatie. Als de darmen verstopt zitten, moet de darm meer vocht aantrekken om de ontlasting zo dun te maken dat het de prop
paradoxale   kan passeren. Dat noemen we paradoxale diarree.
diarree

Opletten bij medicijngebruik

Praktijksituatie

Meneer De Graaf (59 jaar) belt naar de praktijk. Sinds een dag heeft hij waterdunne diarree. In de computer zie je dat hij al een aantal jaren een plaspil gebruikt tegen hoge bloeddruk. Zijn laatste spreekuurbezoek was vier dagen geleden; de huisarts heeft hem toen een antibioticum gegeven in verband met zijn keelontsteking.

Wanneer er sprake is van waterdunne diarree bestaat het risico op uitdroging, zeker wanneer de patiënt ook koorts heeft en door braken niet in staat is het vochttekort aan te vullen. Bij ouderen en jonge kinderen is het risico op uitdroging groter. Patiënten die diuretica (plaspillen) gebruiken, lopen een groter risico op uitdroging. Het gebruik van plaspillen kan (in overleg met de huisarts) beter worden gestaakt totdat de diarree over is.

diuretica

Sommige medicijnen worden door de diarree minder goed in de darmen opgenomen. Bij braken en/of diarree is de pil minder betrouwbaar. De patiënte moet dan eventueel andere anticonceptieve maatregelen nemen (condoom).

de pil

Ook andere medicijnen kunnen hun werk niet goed doen bij diarree, bijvoorbeeld anti-epileptica (medicijnen tegen epilepsie), lithium (medicijn dat onder meer wordt voorgeschreven bij depressie), digoxine (bij hartproblemen) en anticoagulantia (antistollingsmiddelen). Diarree kan trouwens ook veroorzaakt worden door lithium.

Reizigersdiarree

Dezelfde meneer De Graaf als eerder beschreven vertelt dat hij twee weken geleden is teruggekomen van een korte vakantie naar Portugal. Nu heeft hij dus diarree: vrij plotseling begonnen, geen bloed- of slijmbijmenging en hij heeft geen koorts. 'Wat is de oorzaak van de diarree?', vraagt hij, die zelf als verpleegkundige in een ziekenhuis werkt. 'Het antibioticum? Of heb ik reizigersdiarree? Kan ik nu een tijdje niet werken?'

Kader 10.1 Reizigersdiarree

Bij (vakantie)reizen bestaat het risico dat men diarree oploopt door het eten van besmet voedsel of drinken van besmet water. De hygiënische omstandigheden zijn niet overal zo goed als in Nederland. Meestal verlopen de infecties die men in het buitenland opdoet, mild, maar ook hier geldt: voorkómen is beter dan genezen. De reiziger moet zo veel mogelijk proberen

besmet

hygiëne een goede hygiëne in acht te nemen. Mogelijk besmet voedsel moet worden vermeden. Het gaat dan om rauwkost, salades, ongeschild fruit, onvoldoende verhit voedsel (vlees, vis, kip, schaaldieren), onverpakt ijs. Eten uit stalletjes: niet doen! Geen water uit de kraan drinken, maar het water eerst koken, of alleen gebottelde dranken en mineraalwater nemen. Ook voor het tandenpoetsen moet gekookt water of water uit een fles worden gebruikt. Was groenten in gekookt water of mineraalwater. En gebruik geen (ongepasteuriseerde) melk.

Er zijn landen (met name in Zuid-Europa en een deel van het Caribisch gebied) waar een licht verhoogd risico geldt op ernstiger vormen van diarree. Neem naar dat soort landen *oral rehydration salts* (ORS) mee. Er zijn ook landen (in Zuid- en Midden-Amerika, Afrika, Midden-Oosten en Azië) waar een sterk verhoogd risico geldt. Zeker als men daar onder primitieve omstandigheden verblijft en daardoor niet in staat is om redelijk snel een arts te bezoeken, wordt geadviseerd om naast ORS ook een antibioticum en loperamide mee te nemen. De huisarts moet dan vooraf duidelijke instructies geven over het gebruik van het antibioticum: alleen bij ernstige ziekteverschijnselen (waterdunne, frequente diarree én braken én koorts of bloed bij de ontlasting). Loperamide mag niet worden gebruikt bij diarree met koorts en bloed- en slijmbijmenging.

Triage

Als de patiënt tot een risicogroep behoort, geef je eerder een afspraak dan bij andere verder gezonde patiënten. Als de diarree niet 'normaal verloopt' (er zit bijvoorbeeld bloed of slijm bij de ontlasting, of er is aanhoudende buikpijn), is dat een teken dat er meer aan de hand is.

U2

Als de patiënt diarree heeft en veel bloed verliest uit de anus, is dat reden voor spoed.

U3 EN U4

Als de patiënt naast de diarree ook vaak moet overgeven, is het risico op uitdroging groter. De patiënt moet dan nog dezelfde dag door de huisarts worden onderzocht. Dat geldt zeker als er al één of meer van de volgende tekenen van dehydratie zijn: droge slijmvliezen van de mond, huilen zonder tranen (baby), geen of donkere urine, langer dan een halve dag geen natte luier (bij een baby), snellere hartslag dan normaal en sufheid. Ook een afgenomen spanning van de huid is een teken van vochttekort, maar dat kan alleen beoordeeld worden door iemand die er ervaring mee heeft.
Het is belangrijk een indruk te krijgen van hoe vaak en hoe veel ontlasting de patiënt heeft, hoe dun de ontlasting is en hoeveel dagen de diarree al duurt, en of de patiënt koorts heeft en zo ja, hoe lang al. Hoe langer de diarree duurt, des te groter is het risico op uitdroging.
De volgende categorieën patiënten moet de huisarts nog dezelfde dag zien:
- patiënten met langer dan drie dagen frequente diarree;
- patiënten met diarree en koorts én behorend tot een risicogroep (baby's, bejaarden, patiënten met verminderde nierfunctie of verminderde weerstand door een ziekte – hiv, diabetes, verwijderde milt – of door een therapie tegen een ziekte – bestraling of cytostatica, gebruik van corticosteroïden).

U5: ADVIES

Patiënten met diarree die geen van bovenstaande kenmerken hebben, kunnen zelfzorgadvies van de assistent krijgen. Vertel de patiënt dat medische behandeling bij diarree meestal niet nodig is en dat de klachten waarschijnlijk binnen vier tot zeven dagen vanzelf overgaan. Daarbij maakt het (bij kortdurende diarree) voor het beleid niet uit of de klachten door een virus of door een bacterie worden veroorzaakt. Diarree die door een virus wordt veroorzaakt, kan niet worden behandeld met een antibioticum. (Bovendien hebben de meeste antibiotica diarree als bijwerking.)
De patiënt kan ORS gebruiken. Daarnaast kan hij gewoon eten en drinken.

Kader 10.2 Hygiëne

De patiënt moet erop worden gewezen dat diarree door een virus besmettelijk is! Adviseer de patiënt dus om de handen goed te wassen na toiletgebruik en na verzorging van kinderen met diarree. Bekers, speelgoed, bestek en keukengereedschap moeten regelmatig worden gewassen. Jonge kinderen met diarree moeten vaak een schone luier krijgen. Toilet en aanrecht moeten ook vaak en goed worden schoongemaakt.

Kader 10.3 Drinken

De patiënt moet meer drinken dan normaal, maar in kleine hoeveelheden tegelijk. Ook als de patiënt braakt, moet hij meer drinken dan anders: elke vijf tot tien minuten een slokje water. Een baby krijgt gewone borst- of flesvoeding; dat hoeft niet te worden verdund. Bij aanhoudende diarree liever geen vruchtensappen (vooral appelsap is een beruchte veroorzaker van diarree), frisdranken of lightproducten.

Kader 10.4 Eten

Veel mensen denken dat ze om de diarree te laten stoppen, niet alles mogen eten en drinken. Ze vragen vaak aan de assistent wat ze moeten laten staan. De laatste jaren is duidelijk geworden dat het niet nodig is om een speciaal dieet te houden bij diarree. De patiënt mag alles eten en drinken waar hij zin in heeft en wat goed valt. De patiënt voelt zich beter wanneer hij voldoende energie binnenkrijgt.

Kader 10.5 Niet werken

Patiënten die in de voedselbereiding, verpleging en verzorging werken, kunnen door het verhoogde besmettingsgevaar niet werken. De huisarts raadt hun aan om contact op te nemen met de bedrijfsarts. (Zelfstandigen hebben meestal geen bedrijfsarts, dus zij krijgen van de huisarts alleen te horen dat ze een korte tijd niet kunnen werken.)

Kader 10.6 Geneesmiddelen tegen diarree

Meestal zijn bij acute diarree geen geneesmiddelen nodig. Er zijn wel middelen die diarree enigszins kunnen remmen, bijvoorbeeld loperamide. Dit middel vermindert in de eerste twee dagen de frequentie van de diarree. Het verkort de ziekteduur niet en het heeft soms bijwerkingen, zoals obstipatie. Geadviseerd wordt om dit middel alleen in geval van nood te gebruiken, bijvoorbeeld als iemand op reis is. Loperamide heeft geen effect bij kinderen die jonger zijn dan 8 jaar.

Sommige patiënten zullen vragen stellen over probiotica. Die zijn te koop in een soort melkdrank. Fabrikanten adverteren met de goede werkzaamheid van het middel bij darmproblemen. Wetenschappelijk is die werkzaamheid nooit aangetoond. Als een verder gezonde patiënt dat wil, mag hij gerust probiotica nemen. Er zijn wel aanwijzingen dat sommige chronisch zieken het beter niet kunnen gebruiken.

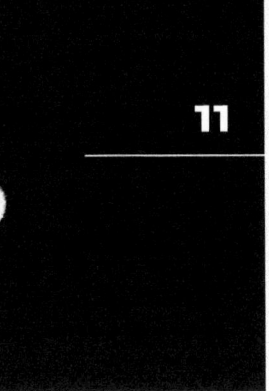

11 Duizeligheid

Duizelig zijn is heel vervelend. Je kunt het gevoel hebben dat de wereld om je heen draait. Vaak gaat het gepaard met misselijkheid, braken en zweten. Het leidt tot een valneiging die vooral bij ouderen kans op breuken geeft.
Patiënten die plotseling duizelig worden, denken vaak dat er iets mis is in hun hoofd of dat er sprake is van hoge bloeddruk. Dat is gelukkig lang niet altijd het geval. Als duizeligheid gepaard gaat met ernstige verschijnselen, moet er met spoed gehandeld worden.

Wat is het?

Duizeligheid is het gevoel dat je uit je evenwicht bent ten opzichte van de omgeving. Het gevoel van evenwicht wordt bepaald door het evenwichtsorgaan in het binnenoor en de hersenen. Er bestaat duizeligheid mét en zonder draaigevoel.

evenwichtsorgaan

- Duizeligheid mét draaigevoel wordt ook wel 'draaiduizeligheid' of 'vertigo' genoemd. De patiënten hebben het gevoel dat ze in een draaimolen zitten. Deze vorm komt veel minder voor dan duizeligheid zonder draaigevoel.
- Duizeligheid zonder draaigevoel komt het meest voor. Het wordt wel omschreven als een onzeker of licht gevoel in het hoofd. Het ontstaat geleidelijk, verloopt minder heftig dan draaiduizeligheid, maar leidt toch vaak tot angst of zelfs paniek.

Sommige mensen hebben last van een licht gevoel in het hoofd of zwart voor de ogen als ze snel opstaan uit liggende of zittende houding. Dat gevoel trekt na enkele seconden weg.

Ernstig of niet?

Duizeligheid kan een ernstig symptoom zijn. Om de ernst van het toestandsbeeld in te kunnen schatten, moet je weten of er nog andere symptomen zijn, en zo ja, welke symptomen dat zijn.

Duizeligheid en ernstige symptomen

Als de patiënt duizelig is en hij heeft ook pijn op de borst, kan hij een acute hartaandoening hebben. Is de patiënt duizelig en hij heeft bijvoorbeeld ook last van dubbelzien en/of spraakstoornissen, kan hij een beroerte (CVA) hebben.

Duizeligheid en ongeval met het hoofd

Bij een ongeluk (val of stoot) kunnen de schedel en hersenen betrokken zijn. Als het heel erg is kan de patiënt meteen in coma raken. Ook kan er een kleine bloeding in de hersenen zijn of in de vliezen rond de hersenen waarvan de patiënt in het begin geen last heeft. Een bloeding in de schedel of een zwelling of drukverhoging als gevolg van een kneuzing van het hersenweefsel, wordt posttraumatische intracraniële complicatie (PIC) genoemd. Een patiënt met een PIC kan contact opnemen met de huisartsenpraktijk in verband met duizeligheid die geruime tijd na het ongeval kan ontstaan (soms wel 24 uur na het ongeval).

PIC

Ziekte van Ménière

> **Praktijksituatie**
> Mevrouw Van der Molen belt op omdat haar echtgenoot (67 jaar) plotseling heftig duizelig is geworden. Hij braakt fors, hoort aan één oor minder, voelt zich erg ziek, zweet en is angstig. Hij kan niet meer in een rechte lijn lopen en valt voortdurend om.

In de praktijksituatie is sprake van een toestandsbeeld met onder meer acute duizeligheid, braken, gehoorverlies aan één kant. Dit toestandsbeeld past bij de ziekte van Ménière. Bij deze ziekte treedt

draaiduizeligheid plotseling een heftige draaiduizeligheid op, die gepaard gaat met eenzijdige vermindering van het gehoor en met oorsuizen. De patiënt braakt fors. Hij zweet, voelt zich erg ziek en angstig. Er bestaat een sterke valneiging en de patiënt kan niet in een rechte lijn lopen. Ook heeft de patiënt schokkende oogbewegingen. De aanval kan uren tot dagen duren. De oorzaak is een afwijking van het evenwichtsorgaan in het binnenoor. De ziekte ontstaat meestal na het vijftigste levensjaar. Tussen de aanvallen door is de patiënt klachtenvrij. Wel gaat het gehoor eenzijdig langzaam achteruit en als een patiënt veel aanvallen heeft gehad, kan hij zelfs volledig doof worden. De behandeling bestaat uit medicijnen, bedrust en stilhouden van het hoofd. De ziekte is zeldzaam.

Aanvalsgewijze positieduizeligheid (BPPD)

kortdurende aanval Door een plotselinge verandering van de stand van het hoofd ontstaat een kortdurende aanval van hevige draaiduizeligheid. Dit staat ook bekend onder de naam BPPD, benigne paroxismale positieduizeligheid. BPPD gaat gepaard met oorsuizen, misselijkheid, braken en zweten. Hierbij treden ook schokkende oogbewegingen op. Het komt vooral voor bij mensen tussen de 40 en 50 jaar oud. Het is het beste als patiënten zo veel mogelijk gewoon blijven bewegen en hun werk blijven doen, zo goed of zo kwaad als dat kan, en rust nemen als het niet anders kan. Deze vorm van draaiduizeligheid komt acht keer zo vaak voor als de ziekte van Ménière.

Duizeligheid en geneesmiddelengebruik

> **Praktijksituatie**
> Mevrouw Van Loon (76 jaar) belt op omdat ze op het spreekuur wil komen. Ze is vannacht gevallen. Ze vertelt dat ze geleidelijk steeds meer last van duizeligheid heeft gekregen. Dit is nog erger geworden nadat de huisarts haar een extra pil voor de hoge bloeddruk had voorgeschreven.

Draaiduizeligheid bij bejaarden ontstaat meestal sluipend en duurt lang. Het wordt vaak veroorzaakt door geneesmiddelen.

Vaatvernauwing door atherosclerose speelt vaak ook een rol, doordat de gebieden in de hersenen die betrokken zijn bij het evenwichtsgevoel, minder zuurstof krijgen. Vooral bij bejaarden is draaiduizeligheid met valneiging een belangrijke risicofactor voor botbreuken.

Geneesmiddelen en atherosclerose kunnen ook leiden tot duizeligheid zonder draaigevoel. Soms speelt alcohol een rol. Dit leidt vooral tot duizeligheid in de ochtenduren, die gepaard gaat met misselijkheid en hoofdpijn.

Geneesmiddelengebruik kan ook leiden tot orthostatische hypotensie. Orthostatische hypotensie is een plotselinge bloeddrukdaling die optreedt bij plotseling opstaan (binnen drie minuten na opstaan). De kortdurende klachten zijn bijvoorbeeld duizeligheid, licht in het hoofd worden, hoofdpijn, (sterk) verminderd zicht en flauwvallen.

Duizeligheid en stress

Praktijksituatie
Paulien (34 jaar) belt in paniek op. Ze is erg duizelig en ze is bang dat er iets mis is in haar hoofd. Ze zegt dat ze niet goed slaapt, en dat terwijl ze morgen uitgerust moet zijn voor een sollicitatiegesprek.

onzeker gevoel

Door spanning, angst en paniek kan de patiënt uit balans raken. Het zenuwstelsel brengt het lichaam op spanning, de ademhaling gaat sneller en dieper (hyperventileren). Dit leidt tot een onzeker, licht gevoel in het hoofd, wat de patiënt vertaalt als duizeligheid. Het ontstaat geleidelijk aan en kan op elke leeftijd voorkomen. Het duizelige, lichte gevoel in het hoofd roept nog meer angst op, bijvoorbeeld omdat de patiënt denkt dat hij iets in zijn hoofd mankeert.

Er zijn ook patiënten van wie bekend is dat ze af en toe hyperventileren. Ze weten dat ze rustig moeten ademen, bijvoorbeeld drie seconden in en zes seconden uit. Ze moeten afleiding zoeken: diepe kniebuigingen maken of bijvoorbeeld hardop een stukje tekst lezen. Als ze deze adviezen vergeten zijn in hun paniek, kan de doktersassistent dat nog eens aan hen vertellen als ze een aanval hebben.

Duizeligheid en flauwvallen

doorbloeding

Flauwvallen is een plotseling, kortdurend verlies van bewustzijn. Het komt door tijdelijk onvoldoende doorbloeding van de hersenen. Dat kan een ernstige oorzaak hebben, maar meestal is er sprake van een betrekkelijk onschuldige oorzaak, bijvoorbeeld emoties of lang staan. Het lichaam reageert daarop met een verwijding van de bloedvaten en een tragere hartslag. Iemand die gaat flauwvallen, merkt vaak het volgende op: duizeligheid of licht gevoel in het hoofd, zwart voor de ogen zien, misselijk, gapen, diep zuchten, transpireren, hartkloppingen. De polsslag is vertraagd. De verschijnselen lijken erg op die van een shock, alleen is daarbij de polsslag juist versneld.

Omstanders kunnen iemand die denkt dat hij flauw gaat vallen, helpen door hem te laten zitten met het hoofd tussen de knieën. De patiënt moet het hoofd oprichten, terwijl de ander tegendruk geeft in zijn nek. Als de patiënt al flauwgevallen is, moeten zijn benen hoger dan het hoofd worden gelegd.

Triage

U1 en U2

Het triagecriterium U1 is van toepassing als de patiënt pijn op de borst heeft (cardiale pijn). En als er sprake is van neurologische uitval, bijvoorbeeld: een arm of been niet meer kunnen bewegen of niet meer goed kunnen praten. Tijdens de triage vraag je of de patiënt nu pijn op de borst heeft. Als dat zo is vraag je daarop (kort) door om te beoordelen of de klachten te maken hebben met een acuut slecht functionerend hart. Als dat het geval lijkt, hoef je geen andere vragen meer te stellen, maar handel je met spoed. De huisarts moet meteen naar de patiënt en, als dat zo is afgesproken, kun je ook de ambulance waarschuwen.

Als uit de antwoorden op je vragen blijkt dat de patiënt geen pijn op de borst heeft, vraag je naar de andere alarmsymptomen: hevige hoofdpijn die de patiënt nog nooit eerder gehad heeft, hartslag die anders is dan normaal of sufheid. Als de patiënt een van deze symptomen heeft, kan de huisarts nog even het consult afmaken waar hij mee bezig is, maar daarna moet hij de patiënt zien.

U3

Als de patiënt duizelig is en korter dan 24 uur geleden een klap op zijn hoofd heeft gehad of gevallen is op zijn hoofd, is dat een reden om hem binnen een aantal uren op het spreekuur te zetten. Duizeligheid en steeds moeten braken, is ook een reden om de patiënt binnen enkele uren te laten beoordelen door de huisarts.
Elke patiënt die heftig duizelig is, geef je binnen een paar uur een afspraak.

> **Kader 11.1 Valrisico**
> Wees vooral bij oudere mensen die duizelig zijn bedacht op het valrisico. Als ze vallen, kunnen ze een heup of pols breken. Zorg dat ze door iemand worden begeleid als je een consult afspreekt.

U5: ADVIES

Met duizeligheid moet je voorzichtig zijn. Het kan een symptoom van iets ernstigs zijn. Sommige vormen van duizeligheid zijn niet ernstig. Als er sprake is van een licht gevoel in het hoofd bij het overeind komen, kun je de patiënt adviseren niet te snel overeind te komen. Kortdurende duizeligheid na verandering van houding of bij draaien van het hoofd, is vervelend, maar onschuldig. In de loop van een maand wordt dat minder. Patiënten die al vaker een hyperventilatieaanval hebben gehad, kun je geruststellen. Je kunt ze adviseren rustig te ademen (drie seconden in, zes seconden uit) en als afleiding kniebuigingen te maken of hardop een stukje tekst te lezen.

12 Hartkloppingen

Van hartkloppingen worden de meeste patiënten erg bang. Vaak zijn hartkloppingen onschuldig, maar voor patiënten kan het aanvoelen als een bedreigende toestand. Ze benoemen het vaak zo: 'mijn hart bonst in mijn keel', 'mijn hart slaat over' of 'mijn hart slaat op hol'.

Wat is het?

sinusknoop — Een hartslag ontstaat door een prikkel die vanuit de sinusknoop via de boezems en de atrioventriculaire knoop (AV-knoop) naar de kamers van het hart gaat. Knopen zijn opeenhopingen van cellen die prikkels kunnen geleiden. Als alles normaal verloopt, komt de prikkel dus uit de sinusknoop. Het zenuwstelsel kan de hartslag versnellen of vertragen. Hartkloppingen komen voor in de vorm van extra slagen (hartoverslagen of extrasystolen), te snelle hartslag (tachycardie – meer dan 120 slagen per minuut), te langzame hartslag (bradycardie – minder dan 60 slagen per minuut) of een volkomen onregelmatig ritme. Soms voelen mensen hartkloppingen terwijl het hart normaal klopt: dat noemen we hartbonken.

Is het ernstig?

Er zijn onschuldige vormen van hartkloppingen. Hartbonken (het hart klopt normaal, maar 'duidelijker' dan anders) is bijvoorbeeld onschuldig. Over het algemeen kun je zeggen dat hartkloppingen zonder andere verschijnselen, onschuldig zijn.

ritmestoornissen — Hartkloppingen kunnen echter ook een aanwijzing zijn voor ritmestoornissen waarbij het hart niet meer kan goed pompen. Die ritmestoornissen moeten meteen worden behandeld.

Te snelle hartslag en vegetatieve verschijnselen

tachycardie — Tachycardie noemen we de toestand waarbij het hart te snel klopt: het hart slaat op hol. Er zijn verschillende vormen van tachycardie, afhankelijk van de plek waar ze ontstaan: vanuit de hartkamers, de hartboezems of de sinusknoop. Tachycardie vanuit de hartkamer (ventrikel) treedt vaak op binnen enkele weken of maanden na een hartinfarct. Hierbij worden de hartkamers in zo'n hoog tempo geprikkeld dat ze niet meer in staat zijn om goed te pompen. Het gevolg hiervan is dat de bloedsomloop vrijwel helemaal stil komt te liggen. De patiënt ziet bleek en grauw, is klam en koud, zweet en heeft het gevoel flauw te vallen (vegetatieve verschijnselen, shock). De patiënt zal daarna zeer snel het bewustzijn verliezen en binnen enkele minuten overlijden. Om ventrikelfibrilleren te stoppen, zal het hart gedefibrilleerd moeten worden. Tot het toedienen van de schok kan de patiënt soms in leven gehouden worden door onmiddellijk te beginnen met reanimeren.

Onregelmatige hartslag en duizeligheid

Praktijksituatie
Mevrouw Van Netten (67 jaar) belt op. Ze is vanochtend vroeg bij het opstaan plotseling duizelig geworden. Haar hart klopte heel onregelmatig. Ze moest tijdens het aankleden voortdurend uitrusten.

atriumfibrilleren — Bij atriumfibrilleren worden de boezems van het hart chaotisch geprikkeld en kunnen ze niet goed samentrekken. Een aantal van deze chaotische prikkels wordt voortgeleid naar de hartkamers, die daardoor onregelmatig samentrekken. Dit heeft een zeer onregelmatige hart- en polsslag tot gevolg en vermindert de pompfunctie van het hart. Dit kan zich uiten in aanvallen ('paroxysmaal atriumfibrilleren'), maar het kan ook chronisch zijn. Het komt frequent voor en neemt toe naarmate de patiënt ouder wordt. 5% van de mensen ouder dan 55 jaar heeft last van boezemfibrilleren. Het risico op stolselvorming (trombo-embolie) is bij boezemfibrilleren vijfmaal verhoogd. Dat komt doordat het bloed in de chaotisch samentrekkende boezems niet goed doorstroomt.

Oorzaken of uitlokkende factoren van boezemfibrilleren zijn:
- hartziekten (hartfalen, hartklepaandoeningen);
- hoge bloeddruk;
- bloedarmoede;
- koorts;
- te snel werkende schildklier;
- stress of inspanning;
- koffie, nicotine, alcohol en drugs;
- chronische longaandoeningen (bijvoorbeeld COPD);
- medicijnen.

Bij boezemfibrilleren wordt geprobeerd het normale ritme te herstellen. Dit kan met medicijnen of door middel van een elektrische schok. Verder is het belangrijk stolselvorming te voorkomen met antistollingsmiddelen.

Aanvallen van te snelle hartslag

Praktijksituatie
Mevrouw Brouwer (37 jaar) heeft een plotseling op hol slaand hart. Na een tijdje is dat ineens weer over. Daarna moet ze veel plassen. Ze is gespannen in verband met een sollicitatiegesprek dat ze binnenkort heeft.

paroxismaal

Deze vorm van tachycardie ontstaat in de boezems en treedt op in aanvallen (paroxismaal). Na de aanval moet de patiënt vaak en veel plassen. De tachycardie kan veroorzaakt worden door de leefstijl van de patiënt, slaapgebrek, emoties, nicotine, koffie, alcohol en drugs. Soms wordt het veroorzaakt door bloedarmoede, een te laag bloedsuikergehalte bij diabetes of een snel werkende schildklier (hyperthyreoïdie).

Deze tachycardie hoeft bijna nooit behandeld te worden met medicijnen. Leefstijladviezen zijn nuttig. Je kunt de patiënt leren de aanval zelf te stoppen door op de handrug te blazen. Dit heet de Valsalva-methode. Hierdoor wordt de remmende zenuw van het hart (nervus vagus) geprikkeld. Ook persen, hurken, zitten en het gezicht in koud water dompelen kan helpen.

Valsalva-methode

Het is goed om een ecg te maken om na te gaan om welke soort tachycardie het gaat.

Te langzame hartslag

traag
Bradycardie is een traag of onregelmatig hartritme, minder dan 60 slagen per minuut. Het hart is dan tijdens normale activiteiten of inspanning niet in staat voldoende zuurstofrijk bloed door het lichaam te pompen. De symptomen van bradycardie zijn onder andere duizeligheid, flauwvallen, extreme vermoeidheid en kortademigheid. Ook bij gezonde mensen kan de hartslag onder de 60 zijn, vooral in rust (maar die bellen niet naar de huisartsenpraktijk).

Overslaan van het hart

Praktijksituatie
De heer Piket (42 jaar) belt op. Hij heeft vandaag drie keer zijn hart voelen overslaan. Het leek dan alsof z'n hart even stilstond. Hij vraagt of dit kwaad kan.

extrasystole
Een extrasystole ofwel overslag wordt veroorzaakt door een te vroege samentrekking van de boezem (boezemsystole ofwel supraventriculaire extrasystole) of de kamer (kamersystole ofwel ventriculaire extrasystole) van het hart. Na deze te vroege samentrekking komt er een korte pauze in het hartritme. Het hart lijkt dan even stil te staan, gevolgd door een zwaardere hartslag. De patiënt voelt dit soms als het overslaan van een slag, maar vaak merkt hij het helemaal niet op. Iedereen van jong tot oud heeft regelmatig extra hartslagen. Het is onschuldig.

Triage

U1

Als het hart te snel slaat en de patiënt in shock dreigt te raken (de patiënt is bleek en grauw, klam en koud, moet zweten, heeft het gevoel flauw te vallen), moet de huisarts onmiddellijk naar de patiënt toe en de ambulance moet worden gewaarschuwd. Of het hart nu te snel slaat, onregelmatig of welke afwijkingen dan ook vertoont, als de patiënt in shock dreigt te raken, moet er met grote spoed gehandeld worden.

u2

Reden tot spoed is een patiënt bij wie het hart plotseling op hol sloeg. Hartkloppingen gecombineerd met kortademigheid of duizeligheid en flauwvallen ook.

u3

Als het de patiënt opvalt dat hij een veel snellere hartslag, of juist een tragere hartslag dan normaal heeft en dat is niet gestopt op het moment dat hij de huisartsenpraktijk belt, is dat een reden voor een consult binnen enkele uren.

u4

Een onregelmatig hartritme dat pas ontstaan is, heeft geen haast, maar een consult dezelfde dag is wel aan te raden. Een patiënt die erg angstig is door de hartkloppingen, geef je natuurlijk geen afspraak over een paar dagen. Om grotere angst te voorkomen, moet hij binnen enkele uren door de huisarts worden onderzocht.

u5: ADVIES

Iedereen die hartkloppingen heeft gehad die op het moment van bellen weer over zijn, kan eventueel een afspraak maken met de huisarts. Het heeft geen haast. Ook bonzen van het hart en overslaan van het hart zonder alarmsymptomen als shockverschijnselen, zijn onschuldig. De patiënt moet contact opnemen als hij zich ziek voelt, bij transpireren of pijn op de borst. Maar de meeste patiënten met hartkloppingen zijn ongerust. Regel dus een afspraak op het spreekuur.

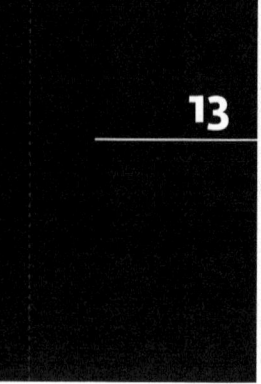

13 Hoesten

Veel mensen hoesten, bijvoorbeeld bij koud en nat weer, en klachten van hoesten gaan bijna altijd binnen één tot drie weken weer over. Er zijn ook minder onschuldige vormen van hoesten. Vaak heeft de patiënt dan naast het hoesten nog andere symptomen.

Wat is het?

prikkels

Hoesten op zich is geen ziekte, maar een reactie van het lichaam op prikkels in de luchtwegen. De luchtwegen kunnen geprikkeld raken door stofdeeltjes, maar ook door te veel slijm. De luchtwegen zijn met slijmvlies bekleed. Onder bepaalde omstandigheden produceert dat slijmvlies meer slijm, bijvoorbeeld als er een infectie is door een virus of een bacterie. Hoesten zorgt ervoor dat dit slijm (sputum) wordt afgevoerd. Er zijn verschillende prikkels waarop het lichaam kan reageren door te hoesten. Een bekende prikkel is een virale infectie, bijvoorbeeld een verkoudheid. Bij een verkoudheid raakt het slijmvlies ontstoken en dan gaat het extra slijm produceren.
Als iemand langer dan drie weken hoest, spreken we van 'chronische' hoest; anders van 'acute' hoest.

Is het ernstig?

Hoesten op zich is niet ernstig. Het gaat om de conditie van de patiënt, dat wil zeggen: niet alleen om het hoesten, maar ook om bijkomende symptomen en omstandigheden.

Bloed ophoesten

Wanneer er slijm wordt opgehoest waar een bloederig sliertje doorheen zit, is dat meestal niet zo'n probleem, hoewel de dokter wel binnen enkele uren moet onderzoeken waar het vandaan komt. Bij veel mensen die bloederig slijm ophoesten, is er sprake van infecties, bijvoorbeeld bronchitis. Wanneer er echter veel bloed bij het sputum zit, is dat reden voor grote spoed. Het is belangrijk dat de klacht snel onderzocht wordt. De oorzaak kan een tumor zijn.

tumor?

Ook als er maar een klein beetje bloed wordt opgehoest, kan er in enkele gevallen sprake zijn van kanker. Ook kan er sprake zijn van longembolie. En ook een hoge bloeddruk in de longaderen kan ophoesten van bloed veroorzaken.

Hoesten en ernstig zieke indruk

Als een patiënt een ernstig zieke indruk maakt, is dat altijd een reden om met spoed de dokter te sturen. We bespreken hier slechts enkele aandoeningen waarbij een patiënt kan hoesten en een erg zieke indruk kan maken. Bedenk: de oorzaak is op dit moment niet zo belangrijk, maar wel de ernstig zieke indruk die de patiënt maakt!

EPIGLOTTITIS

strotklepje

Bij kinderen en volwassenen die ernstig ziek en benauwd zijn, en die niet kunnen slikken, waardoor er slijm uit de mond loopt, moet gedacht worden aan epiglottitis. Dat is een ontsteking van het strotklepje. De patiënt zit vaak voorover geleund en met de hals gestrekt. Als de patiënt inademt zijn er bijgeluiden te horen. Een patiënt met epiglottitis moet snel naar het ziekenhuis, omdat het gezwollen strotklepje de luchtweg kan afsluiten.

PNEUMONIE

longblaasjes

Longontsteking (pneumonie) is een infectie van de longblaasjes (alveoli) en het omringende weefsel. Patiënten met longontsteking zijn (ernstig) ziek. Ze hebben koorts en een versnelde ademhaling. Longontsteking wordt vaak veroorzaakt door een streptokok (een bacterie). Ook deze patiënten moeten naar de huisarts die dan bepaalt of een antibioticum nodig is.

HOESTEN EN VOCHTOPHOPING

pompfunctie   Bij deze aandoening is de pompfunctie van het hart verminderd. De patiënt is snel moe en kortademig. Door vochtophoping in het lichaam heeft de patiënt vaak ook dikke enkels, is hij benauwd als hij platligt en moet hij 's nachts vaak plassen. Vochtophoping in de longen kan hoesten veroorzaken.

Hoesten en kortademigheid

Kortademigheid is bijna nooit een teken van een gebrek aan zuurstof. Het gevoel van kortademigheid ontstaat meestal doordat de patiënt meer moeite dan anders moet doen om te ademen. Kortademigheid kan verschillende oorzaken hebben. In dit hoofdstuk gaat het om kortademigheid door luchtwegaandoeningen. Door de luchtwegaandoeningen zijn de luchtwegen nauwer geworden en kost het de patiënt meer moeite om adem te halen.

BRONCHITIS

nauwer   Bronchitis is een ontsteking van het slijmvlies in de bronchiën. Als de bronchiën ontstoken of geïnfecteerd zijn, wordt er overtollig slijm aangemaakt, waardoor de luchtwegen nauwer worden. Acute bronchitis is gewoonlijk een kortdurende ziekte, die vaak het gevolg is van een zware kou of een virus; de symptomen zijn hoesten met slijm (sputum), pijn midden op de borst, soms koorts en een lichte vorm van kortademigheid. Soms wordt acute bronchitis door bacteriën veroorzaakt. Als de patiënt zich erg ziek voelt, dan kan de huisarts een antibioticum voorschrijven.

KINKHOEST

gierende ademhaling   Aanvallen van hevig hoesten, gevolgd door gierende ademhaling, kunnen wijzen op kinkhoest. Andere symptomen zijn: hoesten gevolgd door braken, bloedinkjes aan de slijmvliezen van de ogen door de verhoogde druk door het hoesten en bij baby's lange adempauze en blauw aanlopen na langdurig hoesten. Ook gevaccineerde kinderen kunnen kinkhoest krijgen, maar bij hen zal de ziekte minder ernstig verlopen.

BRONCHIOLITIS

bronchioli — Bronchiolitis is een ontsteking van de kleinste buisjes die naar de longblaasjes voeren, de bronchioli. Deze aandoening komt vooral bij baby's voor. De baby is dan verkouden en kortademig. Dat gaat vaak gepaard met een piepende ademhaling. Vaak heeft het kind ook koorts.

PSEUDOKROEP

Pseudokroep komt vooral voor bij kinderen van 6 maanden tot 5 jaar. Pseudokroep wordt door een virus veroorzaakt. De slijmvliezen van de stembanden en bovenste luchtwegen raken ontstoken en zwellen op. Daardoor wordt het kind hees, gaat het hoesten en krijgt het moeite met inademen. Angst en huilen maken het ademhalen nog moeilijker. Een eerste aanval van pseudokroep is voor ouders vaak eng om mee te maken. Een aanval verloopt bijna altijd op dezelfde manier. Het kind is niet ziek, soms alleen verkouden. Laat in de avond of vroeg in de nacht wordt het huilend wakker. Het kind is dan benauwd. Het inademen gaat moeizaam en gaat gepaard met *blafhoest* — een gierend geluid. Het kind heeft een luide blafhoest en is soms hees. De temperatuur is normaal of hooguit rond de 38°C.
Als het kind hoorbaar ademhaalt, schrijft de huisarts corticosteroiden voor die de gezwollen slijmvliezen weer doen slinken.

Hoesten en medicijnen voor hart of longen

ASTMA

Patiënten met astma gebruiken meestal medicijnen die het hoesten en andere symptomen van hun aandoening onderdrukken. Als ze weer meer gaan hoesten, is er misschien reden om hun medicatie aan te passen.
Bij patiënten met astma kan sprake zijn van een steeds terugkerende ontstekingsreactie van de longen en luchtwegen. Dat kan komen door allerlei prikkels: temperatuurverschillen, inspanning, uitlaatgassen en andere (scherpe) luchtjes, virusinfecties enzovoort. Bij astma is er (naast de ontsteking van de luchtwegen) tijdens een aanval sprake van verkramping van de spiertjes in de wand van de luchtwegen. Hierdoor vernauwen de luchtwegen en ontstaat kort-

ademigheid. Deze patiënten moeten dus vaak slijm ophoesten en/of hebben last van piepen.

piepen

Je kunt je misschien wel voorstellen dat als iemand vaak een ontstekingsreactie heeft van luchtwegen en longen, de elasticiteit van zijn luchtwegen en longen op den duur afneemt. Longen en luchtwegen kunnen dan niet meer goed uitzetten bij het ademhalen, met blijvende benauwdheidsklachten als gevolg. Dat noemen we COPD (zie hierna).

De huisarts probeert bij astmapatiënten het afnemen van de elasticiteit van de longen en luchtwegen met medicijnen te voorkomen. Een deel van die medicijnen bestaat uit 'onderhoudsmedicatie': medicatie die de patiënt met astma elke dag moet innemen. Onderhoudsmedicatie bij astma bestaat uit middelen die de ontsteking in de luchtwegen doen afnemen, zoals corticosteroïden. Deze ontstekingsremmers werken het beste als ze meteen in de luchtwegen terechtkomen; dan zitten ze meteen op de plaats waar ze hun werk moeten doen. Daarvoor zijn 'inhalers' beschikbaar: apparaatjes waarmee de patiënt het medicijn kan inademen (inhaleren).

'inhalers'

Naast de onderhoudsmedicatie heeft de astmapatiënt vaak middelen die geïnhaleerd kunnen worden wanneer hij benauwd is. Patiënten met astma reageren vaak allergisch op bepaalde prikkels en dan worden ze extra benauwd. Dan kunnen medicijnen worden geïnhaleerd die de benauwdheidsklachten verminderen. Deze medicatie hoeven ze dus niet elke dag in te nemen.

COPD

Ook patiënten met COPD gebruiken medicijnen. COPD ontstaat meestal door roken. Daarnaast kan erfelijkheid of een niet goed behandelde astma de oorzaak zijn. Tabaksrook kan op den duur leiden tot een blijvende ontsteking van de luchtwegen, waardoor mensen voortdurend last hebben van veel slijm in hun luchtwegen. De voortdurende ontstekingen in de bronchiën en de afname van de elasticiteit van de longen door het hoesten hebben tot gevolg dat longblaasjes kapotgaan. Dat betekent vaak nog meer hoesten en toenemende benauwdheid.

roken

Mensen met COPD zijn niet te genezen. Wel kan het voortschrijdend proces in de longen worden afgeremd en de longfunctie kan vaak worden verbeterd. De belangrijkste maatregel is: stoppen met roken! Ook kunnen de klachten worden verlicht door (inhalatie)medicijnen. Als de patiënt weer meer gaat hoesten, moet de medicatie misschien worden aangepast.

Hoesten en medicijnen tegen hoge bloeddruk

prikkelhoest

Sommige medicijnen tegen hoge bloeddruk, namelijk ACE-remmers (bijvoorbeeld enalapril, captopril) en AT1-antagonisten (bijvoorbeeld losartan, candesartan), hebben als bijwerking prikkelhoest. Welke patiënt last krijgt van deze bijwerking, is vaak duidelijk binnen een maand nadat de patiënt met deze medicijnen is begonnen. De prikkelhoest gaat niet over en reageert niet op hoestdempende middelen. Na stoppen met het gebruik is de hoest meestal binnen één maand weer verdwenen.

Infectie van neus of bijholten

> **Praktijksituatie**
> Jan de Jong (35 jaar) belt naar de huisartsenpraktijk. 'Dag, ik wil graag een afspraak maken voor mijn hoestklachten. Ik hoest nou al meer dan een week. Vooral 's nachts moet ik hoesten. Mijn vrouw klaagt dat ze erdoor niet kan slapen. Het duurt me te lang. Misschien heb ik wel een bronchitis of zoiets. Ik wil weten welk antihoestmiddel ik het beste kan gebruiken.'

postnasal drip

Soms wordt hoesten veroorzaak door een infectie van de neus en/of de neusbijholten. Vooral 's nachts kan slijm uit de neus in de keel druipen (postnasal drip). Dat veroorzaakt een hoestprikkel. Het kan geen kwaad en gaat in verreweg de meeste gevallen vanzelf weer over na ongeveer twee tot drie weken. Als de patiënt er last van blijft houden, kan hij het beste op het spreekuur komen.

Triage

Als hoesten gepaard gaat met verontrustende symptomen, is er zeker meer aan de hand.

U1

Als de patiënt grote hoeveelheden bloed ophoest, moet de huisarts er snel naartoe of, als dat binnen de huisartsenpraktijk is afgesproken, moet er met spoed een ambulance naar de patiënt. Datzelfde geldt voor een patiënt die hoest, kwijlt en hoorbaar ademhaalt.

U2

Als de patiënt een ernstig zieke indruk maakt, is dat reden voor spoed.

U3 EN U4

Hoesten en pijn in de borstkas, (kleine hoeveelheden) bloed ophoesten, hoorbare ademhaling en kortademigheid zijn redenen om binnen een paar uur een afspraak voor de patiënt te regelen. Patiënten die hoesten en al wat langer koorts hebben (kinderen langer dan drie dagen, volwassenen langer dan vijf dagen) kunnen het beste dezelfde dag nog op het spreekuur komen. Dat geldt ook als ze na een koortsvrije periode ineens opnieuw koorts krijgen. Patiënten met sterk verminderde weerstand en kinderen jonger dan drie maanden behoren tot de risicogroepen. Bij hoesten geef je ze dezelfde dag een afspraak.

U5: ADVIES

Patiënten die hoesten zonder dat ze genoemde symptomen hebben, kun je zelf advies geven. Vertel ze dat het hoesten waarschijnlijk binnen twee of drie weken weer over is. En dat:
- een virusinfectie waarschijnlijk de oorzaak van het hoesten is;
- de patiënt niet moet roken of in rokerige ruimtes verblijven;
- het inademen van droge lucht hoesten kan veroorzaken en verergeren (mensen die hoesten kunnen daarom zorgen voor een vochtige atmosfeer in hun huis: een bakje water op de verwarming, en in de slaapkamer het raam op een kiertje en de verwarming uit);
- het geen zin heeft om hoestdrankjes en dergelijke te nemen: het is niet aangetoond dat deze middelen werken, terwijl ze wel bijwerkingen hebben (middelen met bijvoorbeeld codeïne, dextro-

metorfan en promethazine mogen sowieso niet gebruikt worden door kinderen onder de 2 jaar in verband met verhoogd risico op wiegendood!);
- regelmatig een lepel honing of een dropje eten, of iets warms drinken de hoest waarschijnlijk doet afnemen;
- de patiënt weer contact op moet nemen als hij kortademig wordt of als hij bloed ophoest.

Als de patiënt al medicatie gebruikt voor hart of longen, moet de medicatie misschien worden aangepast.

14 Hoofdpijn

Bijna ieder mens heeft weleens hoofdpijn. Als er echt gezocht moet worden naar de oorzaak van hoofdpijn, is dat een taak van de huisarts. Maar het is wel goed om te weten dat er verschillende soorten hoofdpijn zijn, waarvan de meeste gelukkig niet ernstig. Heel soms is er een ernstige oorzaak.

Wat is het?

Door verschillende oorzaken kan een mens pijn in zijn hoofd krijgen: door oor-, neus- of gebitsproblemen, door hormoonschommelingen, als gevolg van voedings- of genotmiddelen, door spierspanningen en – gek genoeg – door het slikken van te veel pijnstillers tegen hoofdpijn. Ook zijn er veel ernstiger oorzaken: schedeltrauma bijvoorbeeld, of meningitis. De meeste mensen hebben vaker aanvallen van hoofdpijn en herkennen de pijn. Dat is een belangrijk gegeven voor de triage. Als het gaat om een soort hoofdpijn die de patiënt nog nooit eerder heeft gehad, kun je dat beschouwen als een alarmsymptoom.

Is het ernstig?

Praktijksituatie
Jannie Cornelissen belt met de assistent. 'Dag Aziza, ik wil een afspraak maken met de huisarts, graag nog vandaag. Waarom ik een afspraak wil maken? Ik heb de laatste tijd zó vaak hoofdpijn, ik maak me ongerust. Je hoort zulke gekke dingen tegenwoordig. Een vriendin van mijn moeder is aan een hersenbloe-

ding overleden, en dat begon ook met hoofdpijn. Ik wil echt de huisarts even spreken.'

Gelukkig is hoofdpijn zelden een ernstig symptoom. Maar, zoals je merkt bij Jannie Cornelissen, zijn veel patiënten met hoofdpijn ongerust. En niet altijd kun je patiënten geruststellen, want er zijn ook ernstige vormen van hoofdpijn, bijvoorbeeld meningitis, een hersentumor of een bloeding in de hersenen of tussen de hersenvliezen. Ook bij acuut glaucoom (ernstige drukverhoging in het oog, zie Oogklachten) kan de patiënt hevige hoofdpijn hebben.

Hoofdpijn en meningeale prikkeling

Belangrijk voor de diagnose meningitis is of er sprake is van meningeale prikkeling. Meningeale prikkeling wil zeggen dat er bij het rekken van de meningen (hersenvliezen) problemen ontstaan. Prikkeling van de meningen blijkt uit het volgende:

- bij kleine kinderen: luierpijn (pijn bij het optrekken van de beentjes);
- nekstijfheid: de kin naar de borst brengen is bijna onmogelijk;
- opisthotonus: de patiënt ligt achterover met het hoofd in de kussens geboord; de rug blijft hol en de benen zijn opgetrokken; iedere prikkeling (aanraking, lichtflits, geluid) doet pijn (opisthotonus komt alleen voor bij een ernstige prikkeling van de hersenvliezen);
- trage hartslag, braken, pupilreacties.

hersenvliezen

'nekkramp'

Meningitis wordt ook weleens 'nekkramp' genoemd. Meningitis is een ontsteking van de rondom de hersenen en het ruggenmerg gelegen hersenvliezen. Deze ontsteking kan onder meer worden veroorzaakt door een infectie met bacteriën, virussen of parasieten. Vooral bacteriële meningitis kan zeer ernstig zijn en de patiënt loopt een groot risico om te overlijden, of gehandicapt te raken met bijvoorbeeld een beschadiging van de gehoorzenuw. Een virale meningitis verloopt over het algemeen goedaardiger. Bij volwassenen kunnen de volgende symptomen optreden: plotseling erg ziek worden, hoge koorts met sufheid, hevige hoofdpijn met eventueel lichtschuwheid of overgeven, de kin niet op de borst kunnen brengen en kleine puntbloedingen (petechiën) in de huid.

petechiën

Bij kinderen kan het ziektebeeld iets anders verlopen. De eerste symptomen zijn meestal hoge koorts, maar koude handen en voeten, pijn in de benen (hinder bij staan en lopen!) en een ongewone bleekheid van de huid. Bij baby's kan een meningitis nog verraderlijker verlopen, omdat de symptomen in het begin niet duidelijk op meningitis wijzen. De baby wil bijvoorbeeld niet meer drinken, is lusteloos of bleek, kreunt, heeft pijn bij verluieren; de huidbloedinkjes komen dan pas later. Soms heeft de baby niet eens koorts.

Plotseling ontstane zeer heftige hoofdpijn

SAB

Bij dit toestandsbeeld kan de patiënt een subarachnoïdale bloeding (SAB) hebben. Hierbij gaat het om een bloeding tussen het harde hersenvlies en het spinnenwebvlies. Zoals je misschien weet, worden de hersenen omgeven door drie hersenvliezen. Van buiten naar binnen: het harde hersenvlies, het spinnenwebvlies en het zachte hersenvlies. Hoofdpijn als gevolg van SAB begint als een donderslag bij heldere hemel. Het begin voelt de patiënt vaak als een 'knapje'. Het komt vaak door oplopende bloeddruk door lichamelijke activiteit.

Onbekende hoofdpijn en schedeltrauma gehad

subduraal hematoom

Hierbij gaat het om een voor de patiënt nieuwe vorm van hoofdpijn. Bij navragen blijkt dat hij nog niet zo lang geleden een slag of stoot op zijn hoofd heeft gehad. Er kan dan een subduraal hematoom zijn ontstaan. Bij een subduraal hematoom gaat het om een bloeding tussen het harde hersenvlies en het spinnenwebvlies. In deze ruimte lopen kleine bloedvaatjes en deze kunnen scheuren als gevolg van een schedeltrauma. Dat kan een hematoom veroorzaken dat druk uitoefent op de onderliggende hersenen. Het hematoom kan acuut ontstaan na een schedeltrauma, of het geeft pas na enige tijd symptomen, afhankelijk van hoe groot het trauma is.

Hoofdpijn en zwanger

HELLP

Een vrouw die langer dan 24 weken zwanger is en een voor haar onbekende vorm van hoofdpijn heeft, kan het HELLP-syndroom hebben. HELLP is een syndroom met afbraak van rode bloedcellen, gestoorde leverfunctie en een tekort aan bloedplaatjes, en daarmee een gevaar voor moeder en kind.

Spanningshoofdpijn

Deze vorm van hoofdpijn is niet onbekend voor de patiënt: hij heeft vaker aanvallen van deze soort hoofdpijn gehad. Patiënten die last hebben van spanningshoofdpijn, voelen een doffe of drukkende pijn in de schedelhuid, de slapen of de nek. Vaak hebben ze het gevoel dat er een strakke band om hun hoofd zit. De hoofdpijn zit vaak aan beide kanten. De pijn volgt de loop van de zogenoemde 'monnikskapspier': schouder, nek, over het hoofd. Je zou kunnen zeggen dat de hoofdpijn als een kap om het hoofd ligt. De klachten houden vaak lang aan en gaan meestal niet met misselijkheid of braken gepaard.

monnikskapspier

Migraine

De meeste patiënten met migraineaanvallen bellen niet de dokter, want ze weten hoe de aanvallen verlopen en meestal hebben ze er al medicijnen voor in huis. Bij migraine is er vaak sprake van hoofdpijn aan één kant, kloppend en bonzend, en meestal zo ernstig dat de patiënt ernstig wordt belemmerd in het dagelijkse doen en laten. Deze hoofdpijn wordt erger bij lichamelijke inspanning, zoals traplopen. Migraine komt in aanvallen die 4 tot 72 uur duren. Sommige migrainepatiënten hebben ook last van lichtflitsen of vlekken voor hun ogen. Dat noemen we een aura. De hevige hoofdpijn gaat dikwijls samen met misselijkheid en braken. Vaak wordt licht of geluid ook niet goed verdragen.

aura

De oorzaak van migraine is nog niet bekend. Men denkt dat bloedvaten in de hersenen zich eerst vernauwen en zich daarna verwijden, maar waardoor dat komt, weet men niet. Men denkt ook dat sommige voedingsmiddelen, zoals rode wijn, chocola en oude kaas, invloed hebben op het optreden van migraine.

Migrainepatiënten voelen de migraine vaak aankomen: je zou kunnen zeggen dat er 'voortekenen' zijn. Die voortekenen noemen we prodromen. Prodromen kunnen bij iedere migrainepatiënt verschillend zijn: sommige patiënten worden chagrijnig als er een migraineaanval aankomt, anderen zijn labiel. Weer anderen hebben ineens trek in bepaalde voedingsmiddelen of krijgen geeuwaanvallen.

prodromen

De huisarts kan medicijnen voorschrijven die de patiënt kan innemen als hij een aanval voelt opkomen, zodat hij er minder last van heeft. Patiënten met migraine gebruiken vaak triptanen. Dat is een geneesmiddelengroep specifiek voor migraine. Ze hebben invloed op de pijn en de vaatverwijding en -vernauwing in het hoofd.

Clusterhoofdpijn

Een patiënt met clusterhoofdpijn heeft last van een hevige, bonzende, stekende pijn aan één kant van het hoofd, rond het oog of in de slaap. De pijn komt in aanvallen. De aanvallen duren tussen de vijftien minuten en drie uur. Tijdens de pijnaanvallen kan de patiënt aan de kant waar de hoofdpijn zit, ook last hebben van een rood en/of tranend oog, hangend en/of gezwollen ooglid, neusverstopping of loopneus. Vaak kan de patiënt tijdens een aanval niet stilzitten. De aanvallen komen vooral 's nachts.

Het is een vreemde vorm van hoofdpijn, vooral omdat de patiënt dikwijls enkele weken tot maanden heel vaak hoofdpijnaanvallen heeft en daarna (gelukkig!) maanden tot jaren geen last heeft. De pijnaanvallen zijn dus 'geclusterd' in enkele weken of maanden.

geclusterd

Hoofdpijn door geneesmiddelen of dranken met cafeïne

Sommige hoofdpijnpatiënten krijgen hoofdpijn door de geneesmiddelen die ze juist tegen de hoofdpijn slikken. We spreken dan van een vicieuze cirkel: iemand slikt elke dag pijnstillers tegen de hoofdpijn en juist door dat vele gebruik van pijnstillers kan hoofdpijn ontstaan. Als de patiënt meer dan vijftien dagen per maand hoofdpijn heeft terwijl hij medicijnen tegen de hoofdpijn gebruikt, denkt de huisarts aan medicijngebruik als oorzaak. De volgende medicijnen kunnen deze vorm van hoofdpijn veroorzaken: paracetamol of NSAID's (pijnstillers met een ontstekingsremmende werking, bijvoorbeeld ibuprofen), triptanen of ergotamine. Ook het gebruik van cofeïnehoudende dranken (koffie, thee, cola, ijsthee, chocolademelk en energiedrankjes, bijvoorbeeld Red Bull) kan hoofdpijn veroorzaken, vooral als er meer dan vijf koppen of glazen per dag worden gedronken.

vicieuze cirkel

Triage

U1 EN U2

Een patiënt die hevige hoofdpijn heeft en meningeale prikkeling vertoont, is in levensgevaar. Zijn klachten wijzen op meningitis: ontsteking van de vliezen rond de hersenen en/of het ruggenmerg. Ook petechiën wijzen op meningitis. Petechiën zijn kleine puntbloedinkjes op de huid die niet zijn weg te drukken. De combinaties van hoofdpijn met petechiën, petechiën en een ernstig zieke indruk of petechiën en koorts zijn ook redenen om meteen de huisarts en/of de ambulance te sturen.
Ook als een subarachnoïdale bloeding wordt vermoed, is dat reden tot grote spoed. Dat vermoeden ontstaat als blijkt dat de hoofdpijn begonnen is als een donderslag bij heldere hemel.
Hevige hoofdpijn die de patiënt nog nooit eerder heeft gehad, is ook reden voor spoed.

U3

Als een patiënt belt in verband met een voor hem onbekende vorm van hoofdpijn en uit de antwoorden op je vragen blijkt dat hij kort geleden is gevallen, of een klap of stoot op het hoofd heeft gekregen, moet de patiënt binnen enkele uren door de huisarts worden gezien. Dat geldt ook als de hoofdpijn pas na een paar dagen na het ongeval optreedt: er kan sprake zijn van een bloeding tussen de hersenvliezen. Dat kan ook nog één tot twee weken na een val of ongeluk optreden.
Een vrouw die meer dan 24 weken zwanger is en hoofdpijn heeft die ze nog nooit eerder heeft gehad, moet ook binnen enkele uren worden gezien. Misschien is er sprake van het HELLP-syndroom. Aanhoudend braken en hoofdpijn is ook een reden om voor de patiënt een consult of visite binnen enkele uren te regelen.

U4

Als de patiënt een vorm van hoofdpijn heeft die hij nooit eerder heeft gehad en waarvoor geen verklaring zoals verkoudheid en sinusitisklachten bestaat, is het aan te raden hem dezelfde dag nog op het spreekuur te laten komen. Zeker als de patiënt een zieke indruk maakt.

U5: ADVIES

Als de hoofdpijn voor de patiënt herkenbaar is (als hij het dus vaker heeft), is er meestal geen sprake van ernstige klachten. Hoofdpijn kan een reden zijn om met de huisarts te gaan praten, maar als er geen alarmsymptomen zijn, hoeft het niet op korte termijn. Als er geen alarmsymptomen zijn, kun je de patiënt het advies geven om rust te nemen. Hij kan paracetamol of een NSAID (ibuprofen bijvoorbeeld) tegen de pijn nemen. Als hij vaker hoofdpijn heeft en hij heeft daar zelf geen verklaring voor of hij wil advies, is een bezoek aan de huisarts aan te raden.

Misschien is er een eenvoudige verklaring voor de hoofdpijn, bijvoorbeeld slecht zicht. Dan kan een bezoek aan de opticien uitkomst bieden. Bij verkoudheid en sinusitisklachten kan de patiënt xylometazoline-neusspray gebruiken of de neus spoelen met een zoutwateroplossing.

Als een patiënt vaker hoofdpijnaanvallen heeft, kan de huisarts onderzoeken of er een patroon zit in de aanvallen. De huisarts kan de patiënt een hoofdpijndagboek laten invullen. De patiënt schrijft dan op wanneer hij hoofdpijn heeft, wat hij voordat de hoofdpijn optrad heeft gegeten, gedronken en gedaan en hoe lang de hoofdpijnaanval duurt. Zo kan de huisarts gemakkelijker de oorzaak achterhalen en daardoor gerichter medicijnen voorschrijven.

15 Insectensteek of -beet

Allerlei insecten kunnen de mens steken of bijten. Soms doen ze dat omdat ze in het nauw zitten. Ook zijn er insecten die ons bloed als voedsel willen of eitjes willen leggen in onze huid.

Wat is het?

gif De insecten die steken, laten bij de steek meestal gif achter in onze huid. Daar reageert onze huid op met een bult(je), roodheid, jeuk of pijn. Een bij laat zijn angel in onze huid achter. Steken van wespen en bijen kunnen flink pijn doen. De ene mens heeft meer last van de insectensteken dan de andere.
Teken bijten zich vast in de huid van mens en dier om een maaltje bloed te kunnen consumeren. Als de teek genoeg bloed binnen heeft, laat hij de huid weer los.

Is het ernstig?

Gestoken of gebeten worden door een insect is dikwijls onaangenaam, maar heeft meestal geen ernstige gevolgen, behalve bij mensen die er allergisch op reageren of als de beet of steek een ziekte overbrengt.

wespensteken Een insectensteek kan een algemene allergische reactie (anafylaxie) veroorzaken. Vooral wespensteken zijn berucht.

Anafylactische shock

Praktijksituatie
Het is zomer en prachtig weer. De telefoon gaat. De heer Wester belt, hij is in paniek. Hij is op vakantie, staat op de camping aan het meer en nu is zijn vrouw net gestoken door een wesp. Ze krijgt overal uitslag, het jeukt over haar hele lichaam en ze zweet ook. Hij zegt dat de dokter moet komen. Hij kan niet naar de praktijk komen, want hij durft zo niet met zijn vrouw in de auto te stappen.

Binnen enkele seconden tot uren na de steek of beet, meestal binnen een uur, kunnen lichte tot levensbedreigende verschijnselen ontstaan. Meestal zie je de reacties direct, soms ontstaan ze na enige uren. De huid gaat jeuken, wordt rood of vertoont netelroos – dat is huiduitslag die erop lijkt alsof de patiënt in de brandnetels is gevallen. Oogleden en lippen kunnen opzetten. Vaak reageert het maag-darmkanaal met misselijkheid, braken, buikkrampen en diarree. Een heel ernstig toestandsbeeld is als er ook kortademigheid ontstaat, zoals bij pseudokroep: een gierend geluid bij inademen. Ook kan het beeld van een astma-aanval optreden: kortademigheid en een piepende, langgerekte uitademing.

Levensbedreigend wordt het als de bloedsomloop erbij betrokken raakt. Door de algemene allergische reactie verwijden de bloedvaten en lekt er vocht door de beschadigde vaatwand. Dit kan leiden tot shock (anafylactische shock). Dan heeft de patiënt een koude, bleke huid, hij transpireert, is duizelig en raakt soms bewusteloos. Deze anafylactische shock moet snel behandeld worden met een epinefrine-injectie. Epinefrine is een stof die van nature in het lichaam voorkomt. Zij wordt gemaakt in de bijnier en zorgt onder andere voor een toename van hartslag en bloeddruk. Deze stof maakt het lichaam klaar om in actie te komen. Epinefrine kan ook worden geïnjecteerd in het lichaam en zorgt ervoor dat hartslag en bloeddruk weer worden genormaliseerd. Epinefrine werd vroeger 'adrenaline' genoemd.

epinefrine

Kader 15.1 Wespen

Het merendeel van de algemene allergische reacties wordt door wespen veroorzaakt. Bijen en hommels steken minder snel, maar wespen zijn agressiever en steken sneller. Ze worden aangetrokken door voedsel, fruit, dranken, afval, parfums en felle kleuren. Patiënten die overgevoelig zijn voor wespensteken, moeten daarom eten en drinken in de open lucht vermijden. Dit geldt ook voor het dragen van felle kleuren en parfums.

Een patiënt die overgevoelig is voor wespensteken hoort een noodset bij zich te hebben voor het geval hij gestoken wordt. Die set bestaat uit een vacuümpompje om het gif uit te zuigen en een antihistaminicum om de allergische reactie af te remmen. Ten slotte moet hij een speciale injectiespuit voor zelfgebruik (auto-injector) met epinefrine bij zich hebben voor het geval de reactie heftig verloopt. Zo'n auto-injector is bijvoorbeeld de Epipen®.

auto-injector

Kinderen en jongvolwassenen hebben 10% risico op een herhaling van een ernstige allergische reactie. Bij volwassenen is dat risico groter, namelijk 28-50%.

Quincke's oedeem

Quincke's oedeem heet ook wel 'angio-oedeem'. Wanneer iemand daar last van heeft, krijgt hij in korte tijd vochtophopingen in zijn lichaam. Die vochtophopingen ontstaan door lekkage van bloedvaatjes die dieper in de huid zijn gelegen. Quincke's oedeem is een variant van netelroos (urticaria), de vaak heftig jeukende uitslag van de huid die begint met rode vlekjes en daarna in verdikte bleke plekken kan overgaan. Alleen is er bij Quincke's oedeem niet altijd jeuk (of alleen in het begin) en is de huid bleek.

In het begin van een allergische reactie hoeft er nog niet zo'n alarmerend beeld te zijn. De slijmvliezen in de mond van de patiënt zwellen misschien op. Als het slijmvlies van de luchtweg opzwelt, kan de patiënt moeite krijgen met ademen. Als de patiënt Quincke's oedeem krijgt, moet met spoed de mondholte worden geïnspecteerd.

moeite met ademen

Ontsteking in de huid

De plaats waar het insect heeft gestoken, kan rood worden, zwellen, pijn doen en jeuken. De huid kan ontsteken. Ook kan er aderontsteking en lymfeklierzwelling ontstaan. De insectensteek kan aanleiding geven tot een bacteriële infectie. Als de huid flink rood en pijnlijk wordt, heeft de patiënt misschien erysypelas. De patiënt krijgt dan koorts en kan zich ziek voelen. De huisarts schrijft dan antibioticum voor.

erisypelas

Ziekte van Lyme

Teken kunnen de ziekte van Lyme overbrengen. De ziekte van Lyme is een infectieziekte die veroorzaakt wordt door Borrelia burgdorferi, een spiraalvormige bacterie. Schapenteken (Ixodes ricinus) brengen deze ziekte over. De ziekte is genoemd naar het plaatsje Lyme in Connecticut, waar in 1975 een epidemie van deze ziekte optrad. Niet iedereen die door de schapenteek wordt gebeten, wordt ziek. Maar als men wel ziek wordt, verloopt de ziekte meestal als volgt:
- Er ontstaat binnen drie dagen tot drie maanden na de tekenbeet een rode of blauwrode plek die zich langzamerhand uitbreidt en in het midden vaak wit blijft, maar dat laatste hoeft niet. Deze huiduitslag wordt 'erythema migrans' genoemd.
- De bacterie verspreidt zich in het bloed, met als mogelijk gevolg klachten van het zenuwstelsel, de gewrichten en het hart. De meest voorkomende acute aandoeningen van het zenuwstelsel zijn ontsteking van hersenzenuwen en/of ruggenmergszenuwen, met name een nervus facialisparese die een halfzijdige gezichtsverlamming geeft. Verschijnselen van hersenzenuwontsteking kunnen onder andere bestaan uit dubbelzien (parese of paralyse van de oogspierzenuwen) en halfzijdige aangezichtsverlamming en pijn in het verzorgingsgebied van de betreffende zenuw als het een gevoelszenuw betreft. Ook kunnen problemen met het gehoor optreden (gehoorverlies) met eventueel optreden van tinnitus (oorsuizen). Lyme is in sommige gevallen de oorzaak van (eenzijdige) plotselinge doofheid, waarbij een aanzienlijk gedeelte van de gehoorfunctie uitvalt. Ook kan er sprake zijn van duizelingen. Ontsteking van een ruggenmergszenuw veroorzaakt soms zeer heftige pijn in een arm of been of in de romp.

erythema migrans

Soms gaat dit samen met krachtverlies en een doof, tintelend gevoel. Ontsteking van het ruggenmerg kan krachtverlies en een doof gevoel in beide benen veroorzaken. Soms kan de urine niet worden opgehouden of wordt het plassen juist bemoeilijkt.

Triage

U1 EN U2

Als een patiënt na een insectensteek een heel snelle hartslag krijgt en hij is kortademig, dan is dat een zeer ernstig toestandsbeeld! Reden om meteen een visite van de huisarts te regelen en de ambulance te sturen. Als de patiënt een van beide symptomen vertoont (alleen kortademig of alleen een heel snelle hartslag), is dat een wat minder heftig toestandsbeeld, maar er moet ook dan met spoed worden gehandeld. Als de patiënt kortademig is: laat hem rechtop zitten. Als dat niet kan, laat hem dan liggen met de benen hoger dan het hoofd. Als hij al een Epipen® in huis heeft, moet hij die gebruiken. Als de patiënt al eens eerder een heftige allergische reactie heeft gehad op de beet of de steek van hetzelfde insect, is dat ook reden om met spoed een dokter te raadplegen.
Bij Quincke's oedeem moet de huisarts met spoed de mondholte inspecteren.

U4

Als een patiënt na een insectensteek of injectie een dikke en warme plek krijgt op de plaats van de steek, is er sprake van een ontsteking. Geef hem nog dezelfde dag een afspraak op het spreekuur.

U5: ADVIES

Als iemand gestoken is door een insect, kan een koude, natte doek jeuk, zwelling en pijn verlichten. Jeuk kan ook worden verlicht door zelfzorgmiddelen die bij de drogist en apotheek te koop zijn. Bij een bijensteek moet worden gekeken of de angel nog in de huid zit: die moet eruit. Als de patiënt een ring draagt en een insect heeft in de hand of vinger gestoken, moet de patiënt de ring afdoen, want de vinger gaat waarschijnlijk zwellen.

Kader 15.2 Tekenbeet

De teek moet zo snel mogelijk verwijderd worden om het risico op de ziekte van Lyme te verkleinen. Verdoof de teek niet met alcohol of spiritus, want daardoor gaat het beestje overgeven en spuit het zijn al dan niet besmette inhoud in de huid. De patiënt moet een tekenpincet of splinterpincet gebruiken om de kop van de teek zo dicht mogelijk bij de huid vast te pakken zonder in het lijfje te knijpen. (Een tekenpincet loodrecht op de huid en een splinterpincet plat op de huid.) Trek de teek voorzichtig uit de huid. Het is niet erg als er een stukje van de teek achterblijft, dat zweert er vanzelf uit. Daarna de huid ontsmetten met alcohol of Betadine. Na de beet moet de patiënt enkele maanden letten op verschijnselen van de ziekte van Lyme (rode of blauwrode plek, dubbelzien, scheef gelaat, tintelingen of krachtverlies in arm of been, gewrichtsklachten).

Als het de patiënt niet lukt om de teek te verwijderen, doe jij dat voor hem.

16 Keelklachten

Iedereen heeft weleens last van zijn keel. Keelpijn is hinderlijk, maar gaat in de meeste gevallen vanzelf weer over binnen vier tot zeven dagen. Soms is er echter een ongewoon beloop. En als de patiënt zich steeds zieker voelt, moet de huisarts beoordelen hoe ziek hij is en hem eventueel behandelen.

Wat is het?

Soms worden keelklachten veroorzaakt door roken, keelschrapen of inademen van droge lucht. Ook kan er een ontsteking in de keel zijn. De patiënt kan dan ook koorts hebben. Acute keelpijn is keelpijn die korter dan veertien dagen bestaat.

keelontsteking — Een patiënt die zich erg ziek voelt, met heftige keelpijn en slikklachten, kan een ernstige keelontsteking hebben. De dokter moet deze patiënt onderzoeken om te kijken of hij antibiotica moet voorschrijven.

Patiënten die last hebben van hun keel en zich daarbij gematigd ziek voelen, hebben waarschijnlijk een milde keelontsteking.

Is het ernstig?

Een ontsteking in de keel veroorzaakt pijn. Bijna altijd gaat de ontsteking vanzelf weer over. Maar sommige ziektebeelden met keelpijn kunnen heftig verlopen.

Keelpijn en kwijlen

Keelpijn en ernstig ziek, benauwd, niet kunnen slikken, kwijlen en hoge koorts vormen een ernstig toestandsbeeld. Een patiënt met deze symptomen zou een epiglottitis kunnen hebben. Dat is een ontsteking van het strotklepje en komt het vaakst voor bij jonge kinderen, maar toch ook wel op hogere leeftijden. Door de ontsteking zwelt het strotklepje snel op en kan het de luchtpijp afsluiten. Dat zie je en hoor je bij de patiënt: hij leunt naar voren met gestrekte hals en hij ademt hoorbaar in. Een patiënt met epiglottitis moet snel naar het ziekenhuis. Totdat hij in het ziekenhuis is, moet de patiënt rustig blijven zitten, niet liggen.

strotklepje

Keelpijn en mond niet meer kunnen openen

Als de patiënt zo'n keelpijn heeft dat hij zijn mond niet meer kan openen en vrijwel niet meer durft te slikken, kan hij een peritonsillair abces hebben. Bij dit abces is er sprake van een ontsteking met pus rond de keelamandelen. De lymfeklieren in de hals kunnen erg gezwollen en pijnlijk zijn. De huisarts moet beoordelen of een patiënt met een peritonsillair abces een antibioticum moet hebben.

peritonsillair abces

Keelpijn en huiduitslag

Keelpijn kan ook optreden bij roodvonk. Dan heeft de patiënt ook huiduitslag. Roodvonk is een infectie door een streptokok (een bacterie). Roodvonk komt tegenwoordig nog maar zelden voor en verloopt bovendien minder ernstig; meestal verdwijnt het zonder behandeling na ongeveer een week. Er ontstaan maar zeer zelden complicaties (ontsteking van nieren, gewrichten of hartkleppen). Verschijnselen van roodvonk zijn plotseling verlies van eetlust, keelpijn, koorts die snel oploopt (soms tot 40°C), pijnlijke klieren in de hals en soms overgeven of buikpijn. De tong wordt eerst wit en na drie dagen rood, dik en bobbelig (frambozentong). Op de tweede dag ontstaan op de borst rode, ruwe puntjes op een rode achtergrond; deze uitslag jeukt niet en verspreidt zich over het hele lichaam, vooral naar de oksels en liezen. De huid rond de mond blijft bleek. De koorts daalt binnen drie tot vijf dagen. De uitslag verdwijnt enkele dagen later. De huid kan na twee tot drie weken gaan vervellen, vooral op de handpalmen en voetzolen.

roodvonk

Ziekte van Pfeiffer

De ziekte van Pfeiffer is berucht: veel mensen weten je te vertellen dat je er lange tijd moe van blijft. Dat is niet helemaal juist; de ziekte van Pfeiffer verloopt in bijna 95% van de gevallen subklinisch. Dat betekent dat je de ziekte kunt doormaken zonder dat je er erg in hebt of dat je slechts last hebt van heel lichte symptomen (bijvoorbeeld een beetje keelpijn en een paar dagen wat hangerig). In al die gevallen wordt dan ook geen nader bloedonderzoek gedaan om te kijken of iemand al dan niet de ziekte van Pfeiffer heeft (gehad). Uit onderzoek weten we dat van de 16- tot 20-jarigen in Nederland zo'n 75% de ziekte van Pfeiffer al heeft gehad. De overgrote meerderheid heeft dat echter nooit gemerkt.

Van de 5% bij wie de aandoening niet subklinisch verloopt (die dus wel zo ziek zijn dat ze ermee naar de huisarts gaan), zal slechts één op de vijf langer dan twee weken zodanige klachten hebben dat hij zijn dagelijkse werk niet volledig kan doen.

subklinisch

'Iets in de keel'

Per ongeluk kan er iets in de keel terechtkomen dat daar blijft steken, bijvoorbeeld een visgraat. Als dit klachten geeft, moet de patiënt binnen enkele uren door de huisarts worden gezien.

visgraat

Antibioticum?

> **Praktijksituatie**
> Jan Vlug belt naar de praktijk. Hij heeft sinds twee dagen erge keelpijn en ook verder voelt hij zich niet lekker: hij is niet erg ziek, maar voelt zich 'grieperig'. Het is voor hem erg vervelend om ziek te zijn. Hij heeft namelijk een eigen zaak en heeft geen personeel dat voor hem kan invallen. Daarom wil hij zo snel mogelijk beter worden. Hij vraagt of hij geen paardenmiddel voorgeschreven kan krijgen – antibioticum, stelt hij voor. Dan voelt hij zich eerder weer beter, denkt hij.

Meestal is een virus de oorzaak van een keelontsteking. Je weet inmiddels dat antibioticum geen zin heeft als de klachten worden

virus veroorzaakt door een virus. Dat kun je als je na de triage zelf advies geeft, aan patiënten als Jan Vlug vertellen. Je legt hem uit dat een keelontsteking meestal wordt veroorzaakt door een virus en dat een antibioticum daarbij niet werkt. Er kan overigens wel sprake zijn van een bacteriële infectie, maar bij Jan blijkbaar geen erge. Bij een toestandsbeeld als bij Jan heeft het voorschrijven van een antibioticum weinig zin: het zou hoogstens de ziekte met één of twee dagen kunnen bekorten. Bovendien heeft een antibioticum nadelen. Alle antibiotica hebben bijwerkingen: zo krijgt één op de tien mensen die penicilline innemen, last van diarree en zal één op de vijfduizend gebruikers een zeer ernstige allergische reactie krijgen (een anafylactische shock). Het is daarom onverstandig om een (op het eerste gezicht) risicoloze ziekte te bestrijden met een risicovol geneesmiddel.

Een ander nadeel is dat als een antibioticum vaker wordt gebruikt, bacteriën eerder ongevoelig zullen worden voor dat antibioticum. Er bestaan al bacteriën die voor vrijwel alle antibiotica ongevoelig zijn. Dit is een ernstige bedreiging voor de volksgezondheid.

Triage

U1 EN U2

Patiënten met keelpijn die kwijlen en een hoorbare ademhaling hebben, vertonen een levensbedreigend toestandsbeeld! Als de patiënt jouw vraag naar kwijlen positief beantwoordt en je hoort de bijgeluiden bij het ademhalen, hoef je geen andere vragen meer te stellen. Je regelt dat de huisarts meteen naar de patiënt vertrekt en, als dat zo afgesproken is, bel je de ambulance die de patiënt naar de afdeling Spoedeisende Hulp kan brengen. Totdat de dokter of de ambulance komt, moet de patiënt rustig blijven zitten, niet liggen.

U3

Als je een patiënt aan de telefoon krijgt die keelklachten heeft en zijn mond bijna niet kan openen, zorg je dat de dokter de patiënt dezelfde dag ziet. Datzelfde geldt als de patiënt keelklachten heeft als gevolg van het inslikken van een visgraat of ander voorwerp.

U4

Als een patiënt met verminderde weerstand belt in verband met keelpijn en hij voelt zich daarbij ook meer of minder ziek, is contact met de huisarts gewenst. De huisarts zal waarschijnlijk een antibioticum voorschrijven. Verminderde weerstand komt voor bij patiënten met een chronische aandoening, zoals reuma, diabetes of hiv/aids, of chemotherapie in verband met kanker. Ook zwangeren en heel oude mensen hebben verminderde weerstand.
Reden voor onderzoek door de dokter zijn ook: keelpijn en vergrote lymfeklieren in de hals, keelpijn langer dan een week en keelpijn gecombineerd met huiduitslag.

U5: ADVIES

Als er geen reden is tot contact met de dokter, kun je een patiënt met keelklachten zelfzorgadvies geven. Tegen keelpijn kan de patiënt iets kouds drinken of zuigen op een ijsblokje, of paracetamol innemen. De patiënt moet weer contact opnemen met de praktijk als hij de mond nauwelijks open kan doen of als hij niet goed kan slikken.

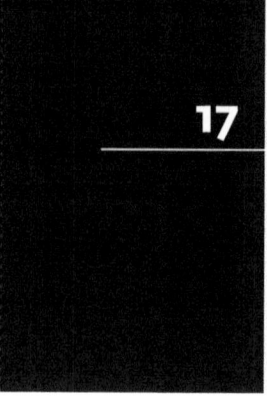

17 Koorts

Meestal komt koorts door een onschuldige infectie en kan het lichaam deze infectie wel bestrijden. Een voorbeeld daarvan is een verkoudheid. Onschuldige infecties worden meestal veroorzaakt door virussen. De ernst van de koorts wordt bepaald door de infectie die de oorzaak is van de koorts.

Wat is het?

38°C of hoger

Koorts is een te hoge lichaamstemperatuur. De normale lichaamstemperatuur is rond de 37°C. We hebben het over koorts als de temperatuur 38°C of hoger is. Als het lichaam te maken krijgt met een infectie, stijgt de temperatuur. Je spreekt over een infectie als kleine micro-organismen, zoals virussen of bacteriën die een mens ziek kunnen maken, het lichaam binnendringen en zich daar vermenigvuldigen. Het lichaam moet tegen die organismen vechten: de afweerreactie. Een bepaalde plek in de hersenen regelt dat de lichaamstemperatuur wat hoger wordt. Deze hogere temperatuur zorgt ervoor dat het gevecht tegen het micro-organisme beter verloopt. Dat betekent dus dat koorts nuttig is – en niet eng, zoals veel mensen denken.
De hoogte van de koorts is niet belangrijk. Voor kinderen met 38°C kan gelden dat ze zieker zijn dan kinderen met 40°C. Veel belangrijker is of de patiënt een erg zieke indruk maakt en hoelang hij al koorts heeft.

Is het ernstig?

Als iemand koorts heeft, kunnen bijkomende klachten iets zeggen over de oorzaak. Klachten als keelpijn, oorpijn, moeite met ademen, hoesten, maagpijn, diarree en/of pijn bij het plassen geven aanwijzingen over waar de infectie zit. Dan kan de huisarts ook gerichter medicijnen voorschrijven.

Soms is de infectie niet zo onschuldig en kan het lichaam de infectie zelf niet overwinnen. Bij jonge kinderen is het afweersysteem wat zwakker. Als het micro-organisme zodanig ziekmakend is dat een lichaam het niet aankan, is het kind ernstig ziek.

afweersysteem

Het beloop van de koorts is een belangrijk gegeven. Koorts die aanvankelijk daalde, maar plotseling weer stijgt, kan erop wijzen dat er boven op de onschuldige infectie een andere, mogelijk ernstiger, infectie is gekomen.

hersenvlies-
ontsteking

Een zeer ernstige oorzaak is hersenvliesontsteking. Vaak zijn er dan ook tekenen dat er iets mis is met het centrale zenuwstelsel, bijvoorbeeld daling van het bewustzijn (het kind is dan suf en reageert niet goed), braken en hoofdpijn. Het verraderlijke is dat deze tekenen in het begin misschien nog niet zo zichtbaar aanwezig zijn, maar ineens duidelijk kunnen worden. Als de patiënt snel ernstiger ziek wordt, is dat een alarmsymptoom. Ook als hij vlekjes krijgt die niet weg te drukken zijn (petechiën), is dat een ernstig alarmsymptoom!

Heel jonge kinderen kunnen natuurlijk niet zeggen dat ze zich vreselijk ziek voelen. Het enige wat ze kunnen, is huilen of kreunen. Als een jong kind veel meer huilt dan normaal en de ouder kan het niet troosten, is dat een alarmsignaal. Ook als het kind voortdurend kreunt, is dat een alarmsignaal.

Koorts bij kinderen en uitdroging

Kleine kinderen met koorts verliezen meer vocht dan normaal en kunnen daardoor snel uitdrogen. Het belangrijkste is dus dat het kind goed blijft drinken. Wanneer het kind veel minder drinkt dan normaal, dan loopt het risico om uit te drogen. Kinderen met koorts die daarnaast ook spugen of diarree hebben, verliezen nog eens extra vocht en hebben dus een groter risico om uit te drogen. Ook als het kind goed drinkt, moet er worden gelet op tekenen van uitdroging. Een kind dat voldoende natte luiers heeft en flink huilt, is niet uitgedroogd.

Kinderen en koortsstuip

Bij snel oplopen van de temperatuur kunnen kinderen tussen de 6 maanden en 5 jaar een koortsstuip krijgen. Soms is de koortsstuip het eerste signaal van koorts. Het kind raakt vaak bewusteloos, trekt met de armen en benen, en houdt soms tijdelijk op met ademen. Het gelaat kan blauw verkleuren. De meeste ouders die dit met hun kind meemaken, schrikken er hevig van.

Gelukkig is er bij een gewone koortsstuip geen sprake van een ernstige situatie. In verreweg de meeste gevallen gaat de koortsstuip na een aantal seconden tot minuten weer over. Tegen de tijd dat de dokter komt, is er meestal niets bijzonders meer te zien aan het kind.

De huisarts gaat bijna altijd met spoed naar een kind met een koortsstuip toe. Vaak is de stuip al over voordat de huisarts er is. In een heel enkel geval gaat de stuip niet vanzelf over en moet de huisarts een geneesmiddel toedienen dat de stuip afbreekt. Dat geneesmiddel is diazepam en de huisarts dient dat toe in een rectiole, die in de anus gaat.

diazepam

Koortsstuipaanvallen zijn onschuldig en brengen geen schade toe aan de hersenen. Kinderen die ooit een koortsstuip hebben gehad, krijgen dit meestal bij een van de volgende koortsige periodes nog eens. Koortsstuipen zitten ook vaak 'in de familie'. Als het kind voor de tweede keer een koortsstuip heeft binnen dezelfde koortsperiode, gaat de huisarts er met spoed naartoe. Een eerste koortsstuip ontstaat door het snel oplopen van de temperatuur en bij een tweede koortsstuip binnen één koortsperiode kan dat niet het geval zijn. Er is dan dus een veel groter risico op een ernstige oorzaak van het insult.

Voor kinderen boven de 5 jaar is een koortsstuip niet meer 'normaal' te noemen. Misschien dat er dan toch iets anders aan de hand is dan een onschuldige koortsaanval. De huisarts gaat in zo'n geval met enige spoed naar het kind toe.

Koude rilling

Plotselinge temperatuurverhoging kan zorgen voor een koude rilling. De patiënt heeft het plotseling koud en rilt, terwijl hij misschien nog geen koorts heeft. Dit kan gebeuren bij bijvoorbeeld griep of bij een sepsis.

Griep

influenza Griep (influenza) is een ziektebeeld met hoesten, keelpijn, pijn in de spieren, hoofdpijn en koorts. Bij influenza is er sprake van een luchtwegontsteking die wordt veroorzaakt door een influenzavirus. Van dit influenzavirus zijn verschillende soorten bekend. Eigenlijk mogen we alleen van (echte) griep of influenza spreken in tijden van een influenza-epidemie (meer dan 15 influenzapatiënten per 10.000 mensen). Op www.nivel.nl/griep kun je vinden of er sprake is van een griepepidemie.

virussen De oorzaken van influenza zijn verschillende virussen. Die influenzavirussen worden ingedeeld op grond van twee verschillende antigenen. (Antigenen zetten het lichaam aan tot het produceren van antistoffen.) Het influenzavirus dat de mensheid de laatste jaren vaak plaagt, is het H3N2-virus. Door kleine veranderingen in de antigenen kan het griepvirus van jaar tot jaar verschillen. En heel soms ontstaat er dan een virus waartegen de mens nog geen weerstand opgebouwd heeft. Dan worden er meer mensen ziek.

Bijna elk jaar zijn er griepepidemieën, van de late herfst tot en met het vroege voorjaar. Na besmetting vermenigvuldigt het virus zich in de luchtwegen. Een paar dagen na de besmetting stijgt de temperatuur plotseling fors, met als gevolg dat de patiënt koude rillingen krijgt. Binnen enkele uren voelt de patiënt zich ziek: hoofdpijn, pijn in de spieren, keelpijn en hoesten. De klachten lijken op die van een fikse verkoudheid en verdwijnen meestal weer binnen enkele dagen, maar het kan wel twee tot drie weken duren voordat iemand helemaal is opgeknapt. Patiënten kunnen lang moe blijven en zich slap voelen.

Sepsis

Bloedvergiftiging (sepsis) is een ernstig, soms dodelijk verlopend ziektebeeld, dat wordt veroorzaakt door bacteriën of de gifstoffen die ze afscheiden (toxines). De bacteriën vermenigvuldigen zich in het bloed. Bloedvergiftiging is eigenlijk een ontstekingsreactie van het gehele lichaam als reactie op een infectie. Het binnentreden van bacteriën in de bloedbaan kan het gevolg zijn van bijvoorbeeld een ontstoken wond, longontsteking, urineweginfectie of huidinfectie. Belangrijke gevolgen van die ontstekingsreactie zijn onder meer koude rilling, bloeddrukdaling, koorts, snelle hartslag of puntbloedingen in de huid (bij meningokokkensepsis). Organen kunnen minder bloed en zuurstof krijgen en daardoor beschadigd raken.

Oververhitting (hyperthermie)

Een mens kan oververhit raken door een oorzaak van buitenaf, bijvoorbeeld door te lang in de volle zon te blijven (zonnesteek), te lang in een afgesloten auto te zitten die in de zon staat, grote lichamelijke inspanning te leveren bij warm weer terwijl transpiratie het lichaam onvoldoende kan afkoelen enzovoort. Verschijnselen van hyperthermie zijn: hoofdpijn, duizeligheid en zwakte, oriëntatie kwijtraken en zelfs stuipen, bewusteloosheid en verstoorde ademhaling.

Koorts na bezoek aan (sub)tropen

malaria

Bij koorts die optreedt bij een patiënt die in de afgelopen vier weken in een (sub)tropisch gebied is geweest, moet worden gedacht aan een tropische aandoening als oorzaak, bijvoorbeeld malaria. Malaria komt ook in de subtropen voor (bijvoorbeeld de landen rond de Middellandse Zee, waaronder Noord-Afrika). Maar denk ook aan malaria bij koorts die optreedt langer dan een maand na terugkeer uit een malariagebied! Malaria kan ook na langere tijd wel degelijk een verklaring zijn voor de koorts, maar het gevaar voor *malaria tropica*, de levensbedreigende vorm van malaria, is dan geweken. Een beoordeling binnen enkele uren is dan niet nodig (zie: Triage).

Koorts en huiduitslag

Er is een aantal infecties bij kinderen die altijd op dezelfde manier verlopen: er is dan sprake van een bepaalde duur, van een bepaalde hoogte van de koorts en – wat heel belangrijk is voor de herkenning ervan – van een bepaald soort huiduitslag. Een overzicht van deze infecties staat in het volgende kader.

> **Kader 17.1 Bekende kinderziekten**
> - bof
> - mazelen

- rodehond
- waterpokken
- 'vijfde ziekte'
- 'zesde ziekte'

De bof, rodehond en mazelen komen in Nederland bijna niet meer voor, omdat vrijwel alle kinderen via het Rijksvaccinatieprogramma tegen deze ziekten zijn ingeënt op het consultatiebureau. Kinderen met waterpokken, vijfde en zesde ziekte en roodvonk zul je nog wel tegenkomen in de praktijk. Soms echter steken ook de andere kinderziekten weer de kop op, bijvoorbeeld in gebieden waar ouders om religieuze redenen geen vaccinaties willen of bij kinderen die in landen geboren zijn waar geen vaccinaties worden gegeven (bijvoorbeeld kinderen van vluchtelingen).

Rijksvaccinatieprogramma

In het Rijksvaccinatieprogramma worden kinderen gevaccineerd als ze 2, 3, 4 en 11 maanden oud zijn. De vaccins bieden bescherming tegen de infectieziekten difterie, kinkhoest, tetanus en polio. En ook tegen Haemophilus influenzae type b (Hib), de bacterie die meningitis kan veroorzaken.

Kinderen die na 1 april 2006 geboren zijn, krijgen gelijktijdig met de andere vaccinaties ook een vaccinatie tegen pneumokokken. Kinderen die geboren zijn op of vanaf 1 augustus 2011 worden ook gevaccineerd tegen hepatitis B.

In het 2e levensjaar staat volgens het Rijksvaccinatieprogramma één vaccinatiemoment gepland: op de leeftijd van 14 maanden. Het BMR-vaccin en meningokokken-C-vaccin worden dan apart maar tegelijkertijd toegediend (twee prikken). Het BMR-vaccin geeft bescherming tegen bof, mazelen en rodehond en het MenC-vaccin tegen meningokokken C.

Rond de 4e verjaardag wordt opnieuw gevaccineerd tegen difterie, kinkhoest, tetanus en polio. De kinkhoestvaccinatie wordt nu apart toegediend. Het kind krijgt dus twee prikken.

Op 9-jarige leeftijd volgt de tweede en tevens laatste BMR-vaccinatie en er wordt ook weer tegen difterie, tetanus en polio gevaccineerd. Vanaf september 2009 zit het vaccin tegen het humaan papillomavirus (HPV), de belangrijkste veroorzaker van baarmoederhalskanker, in het Rijksvaccinatieprogramma. Er heeft inmiddels een inhaalprogramma plaatsgevonden voor meisjes die op of na 1 januari 1997 geboren zijn.

Waterpokken

Waterpokken is de kinderziekte die het meest voorkomt. De huiduitslag bestaat uit bultjes die meestal jeuken en verspreid over het hele lichaam voorkomen, vooral op de romp en in het gezicht van het kind. Die bultjes worden blaasjes en drogen daarna uit. Ze komen in verschillende stadia naast elkaar voor, dat wil zeggen: bultjes naast blaasjes naast korstjes.

niet erg ziek Kinderen zijn niet erg ziek van waterpokken, ze hoeven dan ook niet in bed te blijven. Ze kunnen lichte koorts hebben. Het is belangrijk om erop te letten dat de blaasjes niet geïnfecteerd raken. Dat kan als kinderen bijvoorbeeld in de zandbak spelen. Wanneer de blaasjes geïnfecteerd raken, kunnen er blijvende littekentjes ontstaan. Om dezelfde reden moet het kind vaak zijn handjes wassen en moeten zijn nageltjes kort geknipt worden, voor het geval het zich niet kan inhouden te krabben. Het kind moet eigenlijk niet krabben, maar dat is gemakkelijker gezegd dan gedaan! Als het kind jeuk heeft, laat de ouder of verzorger de plekken dan deppen met lotio alba dat bij de apotheek en drogist te verkrijgen is.

Vijfde ziekte

Kinderen met de vijfde ziekte hebben meestal slechts lichte koorts. De huiduitslag bestaat uit grote rode vlekken die in elkaar overlopen. Die plekken beginnen in het gezicht en ze breiden zich *nauwelijks ziek* uit naar armen en/of benen. De kinderen zijn nauwelijks ziek en er kunnen nauwelijks complicaties optreden. Deze ziekte komt meestal voor bij kinderen vanaf 5 jaar (tot 15 jaar).

Zesde ziekte

typisch beloop De zesde ziekte heeft een typisch beloop: eerst een paar dagen flinke koorts, dan daalt de koorts plotseling en verschijnt de huiduitslag. De huiduitslag bestaat meestal uit kleine lichtroze vlekjes in het gezicht en op de romp. Ook deze ziekte geeft nauwelijks complicaties. De ziekte komt vooral voor bij kinderen vanaf 6 maanden tot 3 jaar.

Roodvonk

bacterie

Roodvonk is een minder vaak voorkomende ziekte. De ziekte wordt veroorzaakt door een bacterie (streptokokken) en kan worden behandeld met een antibioticum. Het zieke kind heeft vaak hevige keelpijn en een rozerode kippenvelachtige uitslag, vooral op de buik. Typisch is ook een tong zo rood als een aardbei en bleekheid rond de mond. Bij roodvonk is vaak sprake van een uitslag in het gezicht in de vorm van een vlinder: het vlinderexantheem.

Helaas kunnen er bij roodvonk complicaties optreden, bijvoorbeeld middenoorontsteking. Zeer zelden voorkomende complicaties zijn acute reuma, nefritis en endocarditis.

Kader 17.2 Besmettelijkheid

aanhoesten

Kinderen met kinderziekten kunnen elkaar vooral besmetten door aanhoesten. Je ziet dan ook vaak dat meerdere kinderen in één gezin ziek worden. Vaak wordt aan moeders gevraagd om hun kinderen van school of van het dagverblijf te houden, uit angst voor besmetting van andere kinderen. Dit is echter niet nodig. Het is namelijk alleen maar goed als kinderen op jonge leeftijd kinderziekten doormaken: het verhoogt hun weerstand en als ze op oudere leeftijd nog kinderziekten krijgen, verlopen die vaak met meer complicaties.

In het algemeen geldt dat het kind de ziekte op een ander kan overdragen van een paar dagen vóór het verschijnen van de uitslag tot het verdwijnen van de uitslag. Ouders willen dat altijd graag weten.

Kinderen met waterpokken zijn besmettelijk vanaf twee dagen voordat de bultjes komen tot en met het stadium dat de blaasjes opdrogen. Na de besmetting duurt het ongeveer twee weken voordat de ander ziek wordt. Deze tijd noemen we de incubatietijd. Roodvonk heeft een incubatietijd van twee tot zes dagen. Bij roodvonk vertonen kinderen na de besmetting dus sneller ziekteverschijnselen dan na besmetting met waterpokken.

Zwangere vrouwen kunnen beter niet in aanraking komen met kinderen met waterpokken of de vijfde ziekte. Deze ziekten kunnen namelijk afwijkingen bij het ongeboren kind veroorzaken.

Triage

Als er bij kinderen die jonger zijn dan twee jaar geen aanwijzingen zijn voor een oorzaak van de koorts, moet urine worden onderzocht om te kijken of het kind een urineweginfectie heeft. Als er wél een aanwijzing is – als het kind bijvoorbeeld naast de koorts oorpijn heeft of keelpijn – hoeft dat niet.

U1

Reden voor onmiddellijke visite door de huisarts en/of de spoedambulance zijn: meningeale prikkeling en petechiën. Deze ernstige aandoeningen worden ook elders in dit boek besproken, dus gaan we er hier heel kort op in. Meningeale prikkeling (zie: Hoofdpijn) en petechiën wijzen op hersenvliesontsteking (meningitis). Prikkeling van de hersenvliezen (meningen) blijkt uit het volgende:
- bij jonge kinderen: luierpijn (pijn bij het optrekken van de beentjes);
- nekstijfheid: de kin naar de borst brengen is bijna onmogelijk;
- opisthotonus: de patiënt ligt achterover met het hoofd in de kussens geboord; de rug blijft hol en de benen zijn opgetrokken; iedere prikkeling (aanraking, lichtflits, geluid) doet pijn; opisthotonus komt alleen voor bij een ernstige prikkeling van de hersenvliezen;
- trage hartslag, braken, pupilreacties.

Petechiën zijn kleine, niet weg te drukken vlekjes in de huid. Ze ontstaan door kleine puntvormige bloedinkjes in de huid.
Kwijlen en hoorbare ademhaling wijzen op epiglottitis (zie: Hoesten). Dat komt vooral bij kinderen voor, maar toch ook wel op andere leeftijden. Door ontsteking van het strotklepje heeft de patiënt een hoorbare ademhaling bij het inademen en kwijlt hij. Reden om met de grootst mogelijke spoed te handelen, want de patiënt kan stikken.

U2

Reden voor enige spoed (huisarts kan het consult waar hij mee bezig is, nog afmaken) zijn kinderen jonger dan 3 maanden met koorts, kinderen die voor de tweede keer een koortsstuip hebben binnen één koortsperiode; en kinderen ouder dan 5 jaar met een koortsstuip, of jonger dan 6 maanden (ook als de koortsstuip al voorbij is op moment van bellen).

Kinderen én volwassenen die koorts hebben en een ernstig zieke indruk maken (of sloom of apathisch reageren), zijn ook redenen voor de huisarts om met spoed een visite te maken.

U3

Reden voor onderzoek binnen enkele uren is een kind dat een zieke indruk maakt, jengelt of voortdurend huilt, of kortademig is. Bij een kind met koorts moet worden opgepast voor uitdroging, zeker als de koorts al wat langer bestaat en het kind ook moet overgeven. Verschijnselen van uitdroging (dehydratatie) zijn een reden om het kind binnen enkele uren een afspraak te geven, of een visite te maken. Kinderen die een zieke indruk maken, laat je het liefst ook binnen een paar uur door de huisarts onderzoeken.

Voor zowel kinderen als volwassenen geldt dat als ze tot vier weken geleden een reis hebben gemaakt naar de (sub)tropen en nu koorts hebben, een tropische ziekte uitgesloten moet worden. Ze kunnen het beste binnen een paar uur op het spreekuur komen.

Datzelfde geldt voor koorts en kortademigheid. Ook met patiënten met verminderde weerstand ben je extra voorzichtig. Bij volwassenen zijn dat bijvoorbeeld mensen met kanker of aids, of die behandeld worden met chemotherapie. Bij hen kan een infectie ernstig verlopen: ze kunnen in korte tijd erg ziek worden.

U4

Als een kind zonder een van de genoemde alarmsymptomen langer dan drie dagen koorts heeft, of opnieuw koorts krijgt nadat een vorige koortsaanval voorbij was, kan hij het beste dezelfde dag op het spreekuur komen.

Voor een volwassene geldt dat bij koorts zonder ernstige andere symptomen, gerust gewacht kan worden tot de koorts overgaat. Als het langer dan vijf dagen duurt, is dat reden om op het spreekuur te komen.

U5: ADVIES

Aan de patiënt (of aan zijn ouders/verzorgers) kun je vertellen dat koorts alleen niet erg is. Belangrijker is hoe ziek de patiënt is. Koorts is een teken dat ergens in het lichaam een infectie is (meestal een virus), die door het lichaam wordt bestreden. Koorts is een zinvolle reactie van het lichaam. Het lichaam regelt zelf dat de temperatuur niet te hoog wordt.

Vooral bij kinderen is belangrijk welke indruk het kind maakt: erg ziek of niet zo? Reden tot ongerustheid is bijvoorbeeld een kind dat slap en apathisch is, niet wil spelen en voortdurend huilt. Als dat toestandsbeeld ontstaat, moeten de ouders onmiddellijk contact opnemen. Ook een volwassene die koorts heeft en sloom en apathisch is, geeft reden tot ongerustheid.

Het is niet nodig om vaak op een dag de temperatuur te meten: eenmaal per dag is voldoende.

Je kunt de volgende adviezen geven:
- Eten is niet zo belangrijk, maar drinken wel, vooral bij kinderen. Leg uit dat een kind goed moet drinken. Wat het drinkt, is niet zo belangrijk.
- De patiënt moet zich niet te dik aankleden, want dan kan het lichaam de warmte niet kwijt. Wanneer kinderen met koorts te warm worden aangekleed, kan warmtestuwing ontstaan. Deze aandoening kan ernstige consequenties hebben. Gelukkig komt warmtestuwing zeer zelden voor. Het lichaam zorgt er zelf voor dat het niet te warm wordt. Dat doet het bijvoorbeeld door middel van zweten.
- In bed blijven is niet nodig, maar mag wel.

Kinderen en volwassenen kunnen paracetamol innemen tegen de koorts (zie voor de goede dosering de bijsluiter; alleen kinderen ouder dan 3 maanden mogen paracetamol). Dat zal ervoor zorgen dat de koorts daalt, maar echt nodig is het niet. Soms voelt de patiënt zich er wat beter door.

Ouders moeten opnieuw contact opnemen als de koorts bij het kind langer duurt dan drie dagen of als het kind erger ziek wordt, bijvoorbeeld als het kind suf of benauwd wordt of vlekjes krijgt. Ook moeten ze contact opnemen als het kind gaat braken, diarree krijgt, slechter gaat drinken of er minder natte luiers zijn.

Een volwassen patiënt neemt weer contact op als hij langer dan vijf dagen koorts heeft en eerder als hij erger ziek wordt.

Kader 17.3 Waar temperatuur meten?

Het maakt verschil uit waar je de temperatuur meet. Onder de oksel of in de mond is de temperatuur ongeveer een halve graad lager dan in de anus. Je kunt tegen de ouders zeggen dat alleen de temperatuur die in de anus wordt gemeten, betrouwbaar is. Er zijn verschillende soorten thermometers: de ouderwetse thermometers (digitaal of zelfs nog met kwik) en oorthermometers. Deze steek je in het oor en ze geven dan al vrij snel de temperatuur aan. Voor jonge kinderen is dat erg handig. Helaas zijn ze niet zo betrouwbaar. Bij kinderen jonger dan 3 maanden moet de temperatuur altijd in de anus worden gemeten. Bij oudere kinderen en volwassenen kan een oorthermometer worden gebruikt, maar alleen om vast te stellen of er koorts is of niet. Om het beloop van de koorts in de gaten te houden, is een gewone thermometer beter.

Kader 17.4 Visite of consult?

In principe is er niets op tegen om een kind met koorts naar de praktijk te laten komen. Het is vaak het handigst: op de praktijk zijn er meer mogelijkheden tot onderzoek. Het is belangrijk om ouders dat ook zo te vertellen. Als ze desondanks niet langs willen komen, overleg dan met de huisarts of laat de huisarts met de ouders overleggen.

18 Kortademigheid

De één heeft het over kortademigheid, de ander over benauwdheid, maar meestal wordt hetzelfde bedoeld: het gevoel niet genoeg adem te krijgen of sneller moeten ademen dan anders om genoeg lucht binnen te krijgen. Dat wordt ook wel 'buiten adem' of 'achter adem' genoemd.

Wat is het?

Zuurstof wordt via de neus-keelholte, het strottenhoofd (larynx) en de luchtpijp getransporteerd naar de longen. Vanuit de longen wordt zuurstof vervolgens via de bloedsomloop naar de verschillende organen gebracht. Als de patiënt kortademig of benauwd is, is er dus ergens iets mis in dat transportsysteem. Het probleem kan liggen in de luchtwegen, maar ook in de bloedsomloop.
Kortademigheid kan worden veroorzaakt door een ziekte, hoog of laag in de luchtwegen, of door een probleem in de bloedsomloop. Kortademigheid kan ook een psychische oorzaak hebben. Bovendien komt kortademigheid voor bij patiënten die in anafylactische shock dreigen te raken na een heftige allergische reactie op bijvoorbeeld een wespensteek of injectie (zie: Insectensteek of -beet). Zo'n patiënt heeft meestal ook plotseling jeuk over het gehele lichaam gekregen.

Is het ernstig?

We kunnen deze vraag met 'ja' beantwoorden. De enige patiënten voor wie niets met spoed geregeld hoeft te worden, zijn patiënten die al bekend zijn met kortademigheid.

Kortademigheid en bloed ophoesten

Wanneer de patiënt een bloederig slijmdraadje ophoest, is dat meestal niet zo erg. Waarschijnlijk is er ergens in de luchtwegen een bloedvaatje kapot gegaan, bijvoorbeeld door het hoesten. Voor de zekerheid moet de huisarts de patiënt wel binnen enkele uren onderzoeken. Grote hoeveelheden bloed ophoesten kan levensbedreigend zijn! Het risico bestaat dat de patiënt in zijn eigen bloed stikt.
Ophoesten van bloed kan worden veroorzaakt door bijvoorbeeld tuberculose, longkanker of longembolie.

Plotselinge kortademigheid

Dat kan worden veroorzaakt door een aandoening hoog of laag in de luchtwegen.

Praktijksituatie
De heer Akyol belt 's avonds de huisartsenpost in paniek op. Zijn dochtertje Mounira van 2,5 jaar ging vanavond, ondanks haar verkoudheid, rustig slapen. Plotseling leek ze wel te stikken en ze heeft hoge koorts. Bij het inademen is een zacht piepend geluid te horen. Mounira zit voorovergebogen en kwijlt, ze kan niet drinken of slikken.

strotklepje

Mounira bleek een epiglottitis te hebben. Dat is een bacteriële ontsteking van het strotklepje. Gelukkig komt het maar zelden voor. Het is een levensbedreigende ziekte, die meestal voorkomt bij kinderen van 2 tot 5 jaar, maar het kan zich op iedere leeftijd voordoen. Het ziekteproces verloopt heel snel. Het kind kan rustig gaan slapen en later op de avond plotseling erg ziek worden met hoge koorts en kortademigheid, die snel verergert tot ademnood. Het kind lijkt te stikken, doordat het ontstoken strotklepje de luchtweg blokkeert. Het kind zit voorovergebogen, maakt een zacht piepend geluid bij het inademen, kwijlt en kan niet drinken of slikken. Het patiëntje moet zo snel mogelijk naar het ziekenhuis en krijgt een beademingsbuisje in de luchtweg.

Pneumothorax ('klaplong')

Bij een pneumothorax ontstaat er in een zwakke plek van het longvlies een lek, waardoor lucht uit de luchtwegen tussen het binnen- en buitenblad van de longvliezen (pleura) komt. Een deel van de long klapt ineen. Het geeft plotselinge pijn en kortademigheid. Bij behandeling van pneumothorax kan een drain worden geplaatst die tussen de vliezen van de pleura uitmondt, waardoor de lucht ontsnapt. Er kan een pomp op de drain worden aangesloten om de lucht weg te pompen. De drain moet blijven zitten tot de long genezen is (duurt vaak meer dan twee dagen).

pleura

Thoraxtrauma

Als de patiënt gevallen is of anderszins een ongeluk heeft gehad waarbij zijn borstkas betrokken is, kan er sprake zijn van een kneuzing of een fractuur van de ribben waardoor de ademhaling wordt bemoeilijkt. Een rib of iets van buitenaf kan ook een long doorboren, waardoor er een pneumothorax ontstaat.

pneumathorax

Longembolie

Praktijksituatie
De heer Talhaoui (75 jaar) is een week geleden aan een liesbreuk geopereerd. Hij heeft plotseling pijn op de borst gekregen en is daarbij benauwd. Hij hoest een beetje bloed op.

stolsel

Bij longembolie zit er een stolsel in een longslagader. Dat stolsel is losgeschoten uit een trombosebeen. Bij longembolie voelt de patiënt pijn die 'vastzit' aan de ademhaling en hij is benauwd. 'Vastzitten aan de ademhaling' wil zeggen dat de pijn bij elke inademing erger wordt en bij elke uitademing verdwijnt – of net andersom. Soms voelt de patiënt ook pijn hoog in de rug. Het is een verraderlijke ziekte die heel weinig symptomen kan geven. Er zijn risicogroepen, dus patiënten die een groter risico lopen op een longembolie. Risicogroepen zijn: patiënten die een operatie hebben ondergaan, bedlegerig zijn, pas bevallen zijn of eerder een trombose of embolie hebben gehad. De diagnose kan alleen in het ziekenhuis gesteld worden. De behandeling gebeurt met antistollingsmiddelen.

Kortademigheid na verslikken of voorwerp inslikken

ademnood

Pinda's, stukjes voedsel of speelgoed in de keel of bovenste luchtweg kunnen plotseling hevige benauwdheid veroorzaken, met hoesten, een gierende inademing en blauw aanlopen. Er kan ernstige ademnood ontstaan, waarbij de patiënt lijkt te stikken. Er moet met spoed worden ingegrepen. Er wordt in de mondholte gekeken of er iets in zit. De patiënt wordt stevig tussen de schouderbladen geklopt, waarbij het hoofd omlaag wordt gehouden.
Wanneer dit geen resultaat heeft, moet de manoeuvre van Heimlich worden uitgevoerd: een krachtige en plotseling druk in de bovenbuik.
Bij een bewusteloze patiënt moet worden gestart met reanimatie. Eventueel kan de assistent telefonisch aan omstanders vertellen hoe dat moet. De instructies voor reanimatie vind je in de NHG-Triage-Wijzer.

Astma cardiale

acuut hartfalen

Dat is ernstig acuut hartfalen. De patiënt is erg benauwd, rochelt en heeft het gevoel te stikken. Het kan komen door een ritmestoornis van het hart, een hartinfarct of door het erger worden van al bestaand hartfalen.

Hartfalen

Praktijksituatie
De heer Westerhuis (69 jaar) heeft drie jaar geleden een hartinfarct gehad. Hij werd vannacht, toen hij naar bed ging, plotseling erg kortademig. Dit werd iets beter toen hij overeind ging zitten. Hij heeft al een paar dagen dikke enkels.

Hartfalen (decompensatio cordis) is een aandoening waarbij het hart minder krachtig pompt. Het hart heeft moeite om het bloed rond te pompen. Er blijft als het ware bloed achter in de bloedvaten (vooral in de aderen), de druk stijgt, water wordt eruit geperst en er ontstaat vochtophoping (oedeem). Dit is vooral duidelijk te zien bij de enkels. Die zijn gezwollen en je kunt er putjes in drukken. Het kan ook gebeuren in de longvaten, met als gevolg dat er vocht in de longblaasjes komt. Dit leidt tot kortademigheid.

chronische aandoening

Hartfalen is meestal een chronische aandoening. Soms treedt een acute verergering op: astma cardiale. De patiënt wordt plotseling erg kortademig. Dit gebeurt vooral 's nachts of bij platliggen. Dit acute hartfalen kan ook veroorzaakt worden door een hartinfarct. De behandeling van acuut hartfalen gebeurt met diuretica (medicijnen om te ontwateren), zodat de patiënt de vochtophoping uitplast. Ook wordt vaak zuurstof toegediend. Een patiënt met acuut hartfalen moet dan ook meestal in het ziekenhuis worden opgenomen.

Bronchiolitis

Bronchiolitis komt vooral voor bij jonge kinderen tot en met 2 jaar, met een piek rond de 6 maanden; en vaak in het najaar en de winter.

RS-virus

Door een virus (meestal het RS-virus) ontsteken de kleine luchtwegen; de doorgang wordt nauwer door gezwollen slijmvlies. Dat gezwollen slijmvlies produceert slijm. Na enkele dagen verkoudheid ontstaan kortademigheid en een piepende uitademing. Het kind kan koorts hebben. Drinken gaat steeds moeilijker. De kortademigheid kan zo ernstig worden dat het kind lijkt te stikken. Soms kreunt het. Er is dan sprake van een levensbedreigende situatie en spoedopname in het ziekenhuis is nodig.

Pseudokroep

> **Praktijksituatie**
> Mevrouw Van Gaalen belt vlak voor 17.00 uur op. Ze is bang dat haar dochter Karen van 4 jaar zal stikken. Karen maakt een gierend geluid bij het inademen en heeft een vreemde, hese blafhoest.

Karen blijkt pseudokroep te hebben. Bij pseudokroep veroorzaakt een virus een ontsteking van het strottenhoofd (larynx), waardoor dat nauwer wordt. Het gevolg is een gierende inademing. De stembanden, die in het strottenhoofd liggen, zijn rood en gezwollen en sluiten niet goed. Dat veroorzaakt heesheid en blafhoest. Het treedt vaak 's avonds of aan het begin van de nacht op, bij jonge kinderen. Meestal wordt de benauwdheid nooit zo erg dat het kind kan stikken, maar soms heeft een kind toch wel erge moeite met ademhalen, zo erg dat het weg kan zinken in bewusteloosheid. Een kind dat erge moeite heeft met ademhalen, trekt de ribbetjes in en spert de neus open bij iedere ademhaling.

blafhoest

In de NHG-Standaard Acuut hoesten staat dat als het kind hoorbaar ademhaalt, het moet worden behandeld met een corticosteroïd (dexamethason). Dat medicijn zorgt ervoor dat de zwelling afneemt.

Astma

(zie ook: Hoesten)

Bij astma zwellen de slijmvliezen in de luchtwegen op door allerlei prikkels. Hierdoor wordt de ruimte in de luchtwegen kleiner. Bovendien trekken de spieren in de luchtwegen samen, waardoor deze nog nauwer worden. Een patiënt met astma heeft periodes met en periodes zonder klachten. Deze afwisseling is karakteristiek voor astma.

Astma begint vaak tijdens de kindertijd. Soms wordt het voorafgegaan door dauwworm (een vorm van eczeem die bij baby's vooral in het gezicht voorkomt). De klachten tijdens een astma-aanval zijn kortademigheid, een piepende, langgerekte uitademing en eventueel hoesten. Zo'n aanval ontstaat vaak 's nachts of na inspanning. De belangrijkste factor bij het ontstaan van astma is een allergische aanleg. Een verergering van astma (dit heet een exacerbatie) kan worden uitgelokt door allergische prikkels (huisstofmijt, huisdieren, pollen), maar ook door prikkelende stoffen (tabaksrook, baklucht, verflucht) en virusinfecties.

inhalatietherapie De behandeling van een astma-aanval bestaat uit inhalatietherapie. Bij jonge kinderen wordt een inhalatiekamer met dosisaerosol met luchtwegverwijders gebruikt.

COPD

(zie ook: Hoesten)

Praktijksituatie
Mijnheer Pijlman (53 jaar) heeft veertig jaar lang veel gerookt. Hij hoest altijd een beetje en is ook altijd ietwat kortademig. Nu belt hij op omdat hij erger benauwd is dan anders. Hij hoest veel en geeft groen, taai slijm op.

Bij Chronic Obstructive Pulmonary Disease (COPD) zijn de luchtwegen vernauwd door een ontsteking. Als de ontsteking lang duurt, kunnen de luchtwegen beschadigd raken. De oorzaak van COPD is meestal roken. De binnenkant van de luchtwegen is bekleed met slijmvlies. Tabaksrook veroorzaakt een ontsteking waarbij het slijmvlies opzwelt en meer slijm aanmaakt. Ook kunnen de spiertjes in de luchtwegen zich samentrekken. Ademhalen wordt dan moeilijker.

roken COPD begint vaak pas na het 40e levensjaar. De gevoeligheid voor roken verschilt van persoon tot persoon. Niet elke verstokte roker krijgt COPD. Mensen met COPD hebben, in tegenstelling tot mensen met astma, min of meer continu klachten van kortademigheid en/of hoesten.

De ontsteking bij COPD maakt de luchtwegen ook meer prikkelbaar. Daardoor kan iemand snel kortademig worden van tabaksrook of koude lucht. Deze verhoogde prikkelbaarheid heet hyperreactiviteit. Door die verhoogde prikkelbaarheid kunnen patiënten met COPD eerder ziek worden door bijvoorbeeld een verkoudheid. Ze hebben dan meer last van de verschijnselen van COPD. Zo'n toename van klachten noemen we exacerbatie. Als blijkt dat de patiënt een longontsteking heeft, moet de patiënt misschien een antibioticumkuur gaan gebruiken.

De ziekte komt vooral voor bij ouderen (17% van de mensen boven de 80 jaar heeft COPD). Meer mannen dan vrouwen hebben COPD, maar omdat vrouwen de afgelopen twintig jaar steeds meer zijn gaan roken, neemt nu ook het aantal vrouwen met COPD sterk toe. In het begin zijn de klachten van kortademigheid er alleen bij zware lichamelijke inspanning, zoals hardlopen, tegen de wind in fietsen of zwaar lichamelijk werk. Na verloop van tijd ontstaan ze geleidelijk ook bij bijvoorbeeld traplopen of stevig wandelen. Kortademigheid kan ook optreden bij activiteiten als wassen, aankleden, eten en soms zelfs in rust. Bij ernstig COPD moet het hart flink werken om het lichaam van zuurstof te voorzien. Patiënten met COPD worden een aantal keren per jaar gecontroleerd in de huisartsenpraktijk om te onderzoeken of hun conditie slechter wordt. Dat laatste kan worden voorkomen door inhalatiemedicatie in te nemen om de ontstekingsverschijnselen te verminderen en de luchtwegen te verwijden.

Longontsteking (pneumonie)

Praktijksituatie
Gerard van de Boom (26 jaar) is in vrij korte tijd erg ziek geworden: hoge koorts, kortademigheid en pijn op de borst bij het ademhalen. Hij hoest taai slijm op.

longblaasjes   Een longontsteking is een ontsteking van de longblaasjes, veroorzaakt door een bacterie of een virus.
Patiënten met een longontsteking maken een zieke indruk. Ze hebben vaak hoge koorts, zijn kortademig, hebben pijn op de borst bij het ademhalen en hoesten slijm op (geel, groen of bloederig). Zuigelingen/baby's hebben bij een longontsteking vaak geen koorts; ze ademen wel sneller en oppervlakkiger dan normaal. Ze hoesten veel en kunnen de borst of fles niet leegdrinken. Als ze nog zieker worden, gaan ze kreunend ademen en worden suf en bleek. Ze kunnen zelfs ondertemperatuur krijgen.
Bij oudere mensen zijn de symptomen vaak minder duidelijk.
De volgende omstandigheden bevorderen het ontstaan van een longontsteking:
- astma of COPD;
- ouderdom of verminderde weerstand;
- zich verslikken in braaksel, bloed of vreemde voorwerpen.

Soms ontstaat na een onschuldige virusinfectie, terwijl de patiënt juist aan het opknappen is, een zeer heftig verlopende longontsteking (stafylokokkenpneumonie). Dus wees op je hoede als een patiënt na een 'griepje' opnieuw koorts krijgt en kortademig wordt. De behandeling bestaat uit antibiotica. Soms moet de patiënt naar het ziekenhuis.

Kinkhoest

Praktijksituatie
's Ochtends vind je een berichtje van de huisartsenpost over Max. Max is 4 jaar en moest gisternacht zo erg hoesten dat het leek alsof hij zou stikken. Hij liep blauw aan, na het hoesten volgde een gierende inademing en moest hij braken. Zijn vader had midden in de nacht de huisartsenpost gebeld. Een vriendje op het kinderdagverblijf zou kinkhoest hebben.

Kinkhoest is een zeer besmettelijke, bacteriële luchtweginfectie. Kinderen worden tegen kinkhoest ingeënt, maar de ziekte kan ook voorkomen bij gevaccineerde kinderen. Vooral kinderen in de leeftijd van 4 tot 12 jaar kunnen kinkhoest krijgen. Na vaccinatie verloopt de ziekte minder ernstig.
Het begint met een gewone verkoudheid, het kind kan dan wel anderen besmetten. 's Nachts is er een harde, droge hoest. Geleidelijk ontstaan na tien tot veertien dagen de typische kinkhoestaanvallen: een aanval van wel tien tot dertig keer achtereen hevig hoesten, gevolgd door een luide, gierende ademhaling ('kinken'). Het kind is hierbij benauwd en angstig, kan blauw aanlopen en steekt de tong uit. De hoestbui eindigt met het opgeven van wat taai, glazig slijm; vaak braakt het kind aansluitend. Door het hevige hoesten kunnen bloedinkjes ontstaan aan de slijmvliezen van de ogen.
De bacterie is weinig gevoelig voor antibiotica. De diagnose wordt meestal pas laat gesteld aan de hand van bloedonderzoek. Behandeling heeft dan meestal geen zin meer.
Kinkhoest duurt ongeveer zes weken. Soms krijgt het kind daarna een longontsteking: dan krijgt het kind opnieuw koorts en nemen het hoesten en de kortademigheid toe.
In uitzonderlijke gevallen krijgt een baby tijdens een langdurige hoestbui zo'n zuurstofgebrek dat er hersenbeschadiging ontstaat. De verschijnselen hiervan zijn sufheid, slecht drinken, stuipen of trekkingen en ademstilstand.

Kortademigheid door stress

hyperventilatie

Ook in stressvolle omstandigheden kan iemand sneller gaan ademen, waardoor een gevoel van kortademigheid ontstaat. Vaak heeft de patiënt dan vaker aanvallen van hyperventilatie.

Triage

Omdat iedereen een andere uitleg geeft aan 'kortademigheid', is het nodig om de juiste vragen te stellen om te achterhalen hoe ernstig het probleem is. Je moet tenslotte eerst weten of de patiënt en jij het over hetzelfde probleem hebben. Kortademigheid is snelle ademhaling gecombineerd met het gevoel te weinig lucht te krijgen. Teken van ernstige benauwdheid is ook dat de patiënt geen hele zin meer kan spreken, maar 'met horten en stoten' spreekt. Plotselinge kortademigheid/benauwdheid is bijna altijd reden voor spoed. Door te vragen krijg je inzicht in de omstandigheden waaronder de kortademigheid is ontstaan. Dan weet je ook of je de huisarts meteen een visite moet laten maken of dat hij nog even kan wachten.

Kortademigheid is altijd een alarmsymptoom en ook als er geen echte spoed bij is, moet de huisarts de patiënt toch binnen een paar uur zien.

Tot het contact met de dokter kun je alvast de volgende adviezen geven: de patiënt moet zitten, niet liggen. Als de patiënt al inhalatiemedicatie gebruikt in verband met een luchtwegaandoening of nitroglycerine voor een cardiale aandoening, moet hij de medicatie nu gebruiken. De nitroglycerine ook: het kan in dit geval tegen de kortademigheid helpen.

U1 EN U2

Veel bloed ophoesten en daardoor kortademig zijn, is een zeer ernstig spoedgeval! Datzelfde geldt voor kortademigheid die binnen korte tijd is ontstaan. Kwijlen en hoorbare ademhaling zijn ook een levensbedreigend toestandsbeeld. Regel dat de huisarts en, als dat zo afgesproken is, de ambulance met vliegende spoed naar de patiënt gaan. Reden voor spoed is ook als de patiënt een erg zieke indruk maakt.

U3

Elke vorm van kortademigheid terwijl de patiënt niet bekend is met hyperventilatie of astma/COPD, is een reden om de patiënt te zien. Al hoeft het dan niet altijd met grote spoed, binnen een paar uur moet de dokter de patiënt beoordeeld hebben. Dat geldt ook voor kortademigheid na een ongeval.
Een patiënt die een bloederig slijmdraadje ophoest, laat je ook voor de zekerheid binnen enkele uren op het spreekuur komen.

U5: ADVIES

Alleen aan patiënten van wie je zeker weet dat de (niet-ernstige kortademigheid) wordt veroorzaakt door astma/COPD of hyperventilatie, kun je advies geven. Bij astma/COPD adviseer je om een extra dosis luchtwegverwijder te nemen.
Patiënten die al vaker een aanval van hyperventilatie hebben gehad, kun je geruststellen. Vertel ze nogmaals dat bij hyperventilatie mensen sneller en dieper ademen dan normaal. Als er te snel of te diep wordt ingeademd, wordt er te veel zuurstof in korte tijd opgenomen en wordt er ook te veel koolzuur uitgeademd. Hierdoor blijft er te weinig koolzuurgas in het bloed, waardoor de lichaamsprocessen worden verstoord. Dit veroorzaakt klachten die op zich niet ernstig, maar wel bijzonder lastig zijn, zoals benauwdheid, beklemming op de borst, hartkloppingen, tintelingen in vingers, voeten of mond, transpiratie en duizeligheid.
Als de klachten niet binnen tien minuten afnemen, laat je de patiënt natuurlijk naar de praktijk komen.

19 Nekklachten

Iedereen heeft weleens een stijve, pijnlijke nek. Heel vervelend als je je hoofd bijna niet kunt draaien, maar als er geen bijkomende ziekteverschijnselen zijn, is het niet ernstig. Maar soms zijn nekklachten wél aanleiding tot spoed.

Wat is het?

Er zitten verschillende weefsels en structuren in de nek, zoals wervels, spieren, pezen en zenuwbanen. In de wervelkolom zit het ruggenmerg met daaromheen een vlies (dura mater). De halswervelkolom bestaat uit zeven nekwervels. Tussen twee opeenvolgende halswervels ligt telkens een tussenwervelschijf. De tussenwervelschijf bestaat uit een elastische kern (nucleus pulposus) die is omgeven door een vezelige ring. De schijf is elastisch en fungeert als een soort schokdemper. Bovendien zorgt de tussenwervelschijf ervoor dat de wervels enigszins ten opzichte van elkaar kunnen bewegen. De buitenste laag van de tussenwervelschijf bevat veel zenuwvezels.

pijn De weefsels en structuren die pijn kunnen doen, zijn zenuwen, het ruggenmergvlies, de tussenwervelschijf, het kapsel van een wervelgewricht, de pezen en de nekspieren.

Is het ernstig?

Nekklachten kunnen heel vervelend zijn, maar meestal zijn ze niet zo ernstig dat er met spoed gehandeld moet worden. Nekklachten kunnen verschillende oorzaken hebben. Bijvoorbeeld door een weinig afwisselende houding zoals bij bureauwerk, of door bewegingen die steeds herhaald worden, door eenzijdige belasting (zware tas over één schouder) of veroudering van het kraakbeen in de nek

(artrose). Ook kunnen nekspieren plotseling verkrampen door een verkeerde beweging of verdraaiing.
Soms zijn nekklachten echter wel ernstig. Dan is er meer aan de hand dan alleen nekklachten.

Nekklachten en meningeale prikkeling

(zie ook: Hoofdpijn)

Nekstijfheid kan een teken zijn van meningeale prikkeling, een symptoom van meningitis. Bij nekstijfheid is het erg pijnlijk om de kin naar de borst te brengen, terwijl de patiënt de nek wel gewoon kan draaien. Door deze nekstijfheid wordt meningitis ook 'nekkramp' genoemd. Meningitis is een ontsteking van de rondom de hersenen en het ruggenmerg gelegen hersenvliezen. Deze ontsteking kan onder meer worden veroorzaakt door een infectie met bacteriën, virussen of parasieten. Vooral bacteriële meningitis kan zeer ernstig zijn en de patiënt loopt een groot risico om te overlijden, of gehandicapt te raken met bijvoorbeeld een beschadiging van de gehoorzenuw. Een virale meningitis verloopt over het algemeen goedaardiger. Bij volwassenen kunnen de volgende symptomen optreden: plotseling erg ziek worden, hoge koorts met sufheid, hevige hoofdpijn met eventueel lichtschuwheid of overgeven, de kin niet op de borst kunnen brengen en kleine puntbloedingen (petechiën) in de huid.

Bij kinderen kan het ziektebeeld iets anders verlopen. De eerste symptomen zijn meestal hoge koorts, maar koude handen en voeten, pijn in de benen (hinder bij staan en lopen!) en een ongewone bleekheid van de huid. Bij baby's kan een meningitis nog verraderlijker verlopen. De symptomen zijn in het begin van de ziekte meer algemeen: niet meer willen drinken, lusteloos, kreunen, bleek, pijn bij verluieren, en pas later kunnen huidbloedinkjes ontstaan. Soms is er geen koorts aanwezig.

Nekklachten door hernia

Bij een hernia drukt een tussenwervelschijf op de zenuwwortel. Dat geeft pijn in de loop van de zenuw. Een hernia in de rug kan bijvoorbeeld pijnklachten geven in een been; een hernia in de nek kan pijn geven in een arm. Door hoesten, niezen of persen (drukverhoging) neemt de pijn toe. Als de druk te groot is, raakt de zenuw beschadigd en kunnen er gevoelsstoornissen of krachtverlies ontstaan. Bij een nekhernia bestaat het risico dat de patiënt minder kracht heeft in een arm, of dat de arm 'doof' wordt (verminderd gevoel) of gaat tintelen.

Overbelasting

Praktijksituatie
Pieter de Jong (30 jaar) belt op. 'Ik heb een vreselijke pijn in mijn nek. Iedere keer als ik mijn nek draai, schieten de tranen me bijna in de ogen van de pijn. Mijn vrouw is bang dat ik misschien nekkramp heb. Laatst was er een kind op het kinderdagverblijf van mijn neefje die dat had. Die kon zijn nek niet meer buigen. Ik wil graag vandaag nog naar de dokter.'
Je laat merken dat je met Pieter de Jong meeleeft en stelt allereerst de vraag of de klachten door een ongeval zijn veroorzaakt. Dat blijkt niet het geval. Dan stel je de vragen die in het protocol Nekklachten staan. Pieter heeft gelukkig geen koorts, kan zijn nek wel buigen, heeft geen huiduitslag en kan zijn armen gewoon bewegen. In verband met de hevige pijn geef je hem een afspraak voor dezelfde dag.
Na het consult vertelt hij je dat de dokter gelukkig niets ernstigs kon vinden, en dat hij pijnstillers heeft gekregen. De dokter had hem uitgelegd dat de pijn waarschijnlijk het gevolg was overbelasting, door welke oorzaak dan ook.

verkeerde beweging Door een verkeerde beweging kunnen één of meerdere spieren overbelast raken. De overbelaste spier verzet zich dan tegen bewegingen die de spier uitrekken. Nekpijn kan ontstaan door een verkeerde houding, vooral als iemand lange tijd of vaak in die houding zit of staat, bijvoorbeeld op het werk.
Stijfheid, bewegingsbeperking en pijn bij bepaalde standen van het hoofd en bepaalde bewegingen zijn vaak het gevolg van slijtage (artrose) van de nek. Slijtage kan worden veroorzaakt door jarenlange herhaling van steeds dezelfde beweging, maar kan evengoed ontstaan door onvoldoende beweging.

Nekpijn na een ongeval

Na een auto-ongeluk of een val kan nekpijn ontstaan door een heftige, snelle, heen en weer gaande beweging van het hoofd. De nekklachten kunnen ook een tijdje na het ongeval ontstaan. Al gauw wordt dan gedacht aan een whiplash. Tegenwoordig is er discussie of je deze term nog wel moet gebruiken. Als mensen het over een whiplash hebben, bedoelen ze vaak langdurige klachten die zo op het eerste gezicht niets met nekklachten te maken hebben, bijvoorbeeld klachten over het zien, het gehoor, oorsuizen, duizeligheid, misselijkheid, tintelingen en klachten over het geheugen en moeheid (neurologische verschijnselen). In de meeste gevallen zijn er bij nekklachten na een ongeval geen aantoonbare lichamelijke afwijkingen, in de zin van neurologische verschijnselen of afwijkingen die je op een röntgenfoto kunt zien. Vaak blijven de klachten na het ongeval beperkt tot een stijve nek of pijn in de nek, soms uitstralend naar het achterhoofd, de schouders en de armen, hoofdpijn, vooral in het achterhoofd, soms uitstralend naar het voorhoofd.

Triage

U1 en U2

De patiënt is in levensgevaar als hij nekstijfheid heeft en koorts; of nekklachten en petechiën, terwijl hij koorts heeft of een ernstig zieke indruk maakt. Regel dat de huisarts meteen een visite gaat maken, en, als dat zo afgesproken is, regel ook meteen een ambulance. Ook kan de patiënt alleen meningeale prikkeling hebben, bijvoorbeeld nekstijfheid (bij kleine kinderen: luierpijn), trage hartslag, opisthotonus (onwillekeurig aanspannen van de rug- en nekspieren, het lichaam ligt naar achteren in een boog gekromd met het hoofd in de nek) braken, pupilreacties; zie hoofdstuk Hoofdpijn) en geen ernstig zieke indruk maken, geen koorts of petechiën hebben. Dan kan de huisarts nog even het consult afmaken waar hij mee bezig is, maar dan moet hij naar de patiënt.

U3 EN U4

Als een patiënt met nekklachten krachtverlies heeft in een arm, zou hij een CVA kunnen hebben. Laat de FAST-test uitvoeren. Mocht deze test positief zijn, dan is er sprake van spoed.

Kader 19.1 FAST-test

F	Face	Vraag de persoon om te lachen of de tanden te laten zien; let op of de mond scheef staat en een mondhoek naar beneden hangt.
A	Arm	Vraag de persoon om beide armen tegelijkertijd horizontaal naar voren te strekken en de binnenzijde van de handen naar boven te draaien; let op of een arm wegzakt of rondzwalkt.
S	Speech	Vraag aan de persoon of aan de familieleden of er veranderingen zijn in het spreken (onduidelijk spreken of niet meer uit de woorden kunnen komen).
T	Time	Stel vast hoe laat de klachten bij de persoon zijn begonnen; dit is van belang voor de behandeling. Binnen 4,5 uur is trombolyse mogelijk.

Waarschijnlijker is dat een nekhernia de klachten in de arm veroorzaakt. Laat de patiënt binnen een paar uur op het spreekuur komen. Hevige pijn zonder verdere verontrustende verschijnselen, is een reden om de patiënt dezelfde dag nog een afspraak bij de huisarts te geven.

U5: ADVIES

Als je uit de antwoorden op je vragen hebt geconcludeerd dat er geen reden is om de patiënt op het spreekuur te zien, kun je zelf adviezen geven. Vertel dat nekklachten meestal worden veroorzaakt door een overbelaste spier (door een verkeerde houding of een plotselinge beweging). Meestal zijn deze klachten binnen vijf dagen over. De patiënt kan pijnstillers innemen en 'gedoseerde rust' houden, dat wil zeggen: gewoon blijven bewegen voor zover mogelijk, maar niet overbelasten. Warmte is ook goed voor de overbelaste spier (warme sjaal om).

20 Neurologische uitval

Praktijksituatie
Op een vrijdag, aan het eind van de ochtend, belt Erwin de Vries. Hij vertelt dat hij bij zijn opa op bezoek is en dat hij zich ongerust maakt. Ze zaten te praten en plotseling reageert zijn opa heel vreemd. Hij praat vreemd en onverstaanbaar. Opa, de heer Kok, is 80 jaar en sinds drie jaar weduwnaar. Erwin vraagt wat hij moet doen. Hij wil eigenlijk wel dat de dokter direct langskomt.

Hoe komt het?

uitvals-
verschijnselen

Uitvalsverschijnselen – zo noemen we symptomen als spraakstoornis (afasie), eenzijdige verlamming (parese) of eenzijdige gezichtsvelduitval (hemianopsie: aan de linker- of rechterkant niets meer kunnen zien). Ze kunnen veroorzaakt worden door knelzittende zenuwen. Als de patiënt een hernia heeft in de rug, kan een tussenwervelschijf drukken op een zenuw die naar de benen loopt. Dat kan verlammingsverschijnselen van een been geven. Ook een arm kan uitvallen als een patiënt een vergelijkbaar proces in de nek heeft.
Een andere oorzaak is beschadiging van bepaalde gedeelten van de hersenen. Dat gedeelte kan tijdelijk of blijvend ophouden te functioneren doordat het onvoldoende bloed krijgt. Hersengebieden kunnen te weinig bloed krijgen door bijvoorbeeld kleine stolsels die vanuit de halsslagaderen of het hart versleept worden naar een hersenvat, dat hierdoor vernauwd raakt of afgesloten wordt. Minder vaak wordt de uitval veroorzaakt door een bloeding in de hersenen of tussen de hersenvliezen.

De spraakstoornis of verlamming kan heel kort duren. Als de verschijnselen op het moment van de huisarts bellen alweer voorbij is, spreken we van een TIA (*Transient Ischaemic Attack*). Duurt de spraakstoornis of verlamming langer, dan is het waarschijnlijk een CVA (*Cerebrovasculair Accident*).

Kader 20.1 Uitvalsverschijnselen

De uitvalsverschijnselen zijn meestal:
- spraakstoornissen: 'Mijn vrouw sprak vanochtend een tijdje zo vreemd en onverstaanbaar.'
- eenzijdige verlammingen: 'Vader kon zijn linkerarm niet meer gebruiken en dat duurde ongeveer vijftien minuten.'
- eenzijdige gezichtsvelduitval: 'Oma zag even niets meer met haar linkeroog, maar dat is nu weer over.'

Soms zijn de verschijnselen zo gering dat de patiënt het niet meldt aan de huisarts of zelfs niet eens merkt.

Is het ernstig?

Deze vraag kunnen we alleen met 'ja' beantwoorden. We geven eerst een overzichtje van de aandoeningen die neurologische uitval veroorzaken.

CVA door vaatafsluiting

beroerte

Een CVA in de hersenen is een ongeval (accident) van een bloedvat (vascula) in de hersenen (cerebrum). In de volksmond spreekt men van een beroerte. De ook vaak gebruikte term 'hersenbloeding' is meestal niet juist, omdat de oorzaak meestal een stolsel is.
De oorzaak van een CVA staat beschreven onder TIA (zie verderop). CVA's worden niet altijd voorafgegaan door een TIA. De uitvalsverschijnselen zijn vergelijkbaar met die van een TIA, maar duren langer. De uitvalsverschijnselen verbeteren vaak na verloop van tijd. Het meeste herstel vindt plaats in de eerste zes weken. Pas na twee jaar is er sprake van een eindtoestand en treedt er geen verdere verbetering op.

Zo'n 20% van de patiënten met een CVA door vaatafsluiting overlijdt binnen een maand, 30% herstelt vrijwel geheel. Een CVA is een bedreiging voor de zelfstandigheid van de patiënt. Dat is een van de redenen waarom het belangrijk is te proberen om CVA's te voorkomen.

De huisarts stelt meestal zelf de diagnose en verwijst naar de neuroloog. Deze maakt op korte termijn een CT- of MRI-scan om de hersenen in beeld te brengen en start de behandeling. Bij een CVA door een afsluiting van een bloedvat moet binnen 4,5 uur worden begonnen met trombolyse. Hierbij wordt een stof ingespoten die het stolsel oplost en de bloedvoorziening van het bedreigde hersengebied herstelt.

CVA door bloeding

hoge bloeddruk

Uitvalsverschijnselen worden soms veroorzaakt door een bloeding in de hersenen. Hoge bloeddruk kan bloedvaten in de hersenen beschadigen. Bij inspanning kan een beschadigd bloedvat scheuren. Soms is het hersenvat vanaf de geboorte misvormd en is dat de oorzaak van de bloeding. Als de patiënt bloedverdunners gebruikt, vergroot dit het risico op een bloeding.

Een kleine bloeding kan lijken op een CVA door vaatafsluiting. Grotere bloedingen geven een plotselinge hevige hoofdpijn, die gepaard gaat met braken en halfzijdige verlamming. De patiënt wordt steeds suffer en kan bewusteloos raken.

De patiënt moet met spoed naar de neuroloog, die direct een CT- of MRI-scan laat maken. Soms wordt de patiënt onmiddellijk geopereerd.

> **Praktijksituatie**
> De echtgenote van de heer Koster (56 jaar) belt op, omdat bij het houthakken plotseling zijn gehele linker lichaamshelft verlamd raakte. Kort daarop kreeg hij hevige hoofdpijn, begon te braken en werd langzamerhand suf. Hij wordt al jaren behandeld voor hoge bloeddruk. Mevrouw Koster is erg bang. De doktersassistent vraagt mevrouw Koster de FAST-test bij haar man uit te voeren en vertelt haar hoe dat moet.

In situaties die vergelijkbaar zijn met die in de praktijksituatie, moet altijd de FAST-test worden uitgevoerd. Als er afwijkingen zijn, heeft de patiënt waarschijnlijk een CVA. Waarschuw dan meteen een arts of een ambulance!

Neurologische uitval na trauma

ruggenmerg

Door een ongeval kan de wervelkolom beschadigen, en daarbij ook het ruggenmerg. Het deel van het lichaam dat lager ligt dan de beschadiging kan dan niet goed meer functioneren.
Ook kunnen zenuwen beschadigd raken door grote snijwonden, waardoor bijvoorbeeld vingers of tenen niet meer kunnen bewegen.

TIA

atherosclerose

Een TIA is een voorbijgaande (transient) aanval (attack) van gebrek aan bloed (ischemie) in een gedeelte van de hersenen. De uitvalsverschijnselen kunnen snel verdwenen zijn: bij een kwart van de TIA's zelfs binnen vijf minuten. De oorzaak is een afsluiting of vernauwing van een bloedvat in de hersenen door kleine stolsels vanuit de halsslagaderen of het hart. De binnenkant van de halsslagaderen kan door atherosclerose 'ruw' worden en op dit ruwe oppervlak ontstaan stolsels die kunnen losschieten.

> **Praktijksituatie**
> De dochter van mevrouw Bron (76 jaar) belt op omdat haar moeder haar linkerarm niet meer kan gebruiken en een scheef gezicht heeft. Zij kan ook niet goed spreken. Mevrouw Bron is bij de huisarts onder behandeling voor een onregelmatige hartslag. De dochter vraagt of de dokter direct kan komen.

De stolsels kunnen ook uit het hart komen, bijvoorbeeld doordat onregelmatige samentrekkingen de bloedstroom vertragen, waardoor er zich stolsels kunnen vormen. Dat gebeurt bijvoorbeeld bij boezemfibrilleren (zie: Hartkloppingen). Op ruwe hartklepoppervlakken kunnen ook stolsels worden gevormd. Van vrouwen die de anticonceptiepil gebruiken, stolt het bloed eerder, vooral als ze ook roken.

Het is belangrijk dat een TIA wordt opgemerkt, omdat TIA's in 12% van de gevallen binnen een jaar gevolgd worden door een blijvende uitval: een CVA. Het risico hierop kan met 25% worden verkleind door dagelijks een kleine dosis acetylsalicylzuur of een vergelijkbaar middel te nemen. Dat verdunt het bloed. Maar omdat deze middelen ook het risico op een bloeding in de hersenen iets kunnen vergroten, mag niet iedereen deze middelen gebruiken. De huisarts moet daarom de voor- en de nadelen van deze middelen goed tegen elkaar afwegen.

Patiënten die roken, een hoge bloeddruk of een verhoogd cholesterolgehalte hebben, lopen een groter risico op een CVA of een ander vaat- of hartprobleem. Door deze risicofactoren goed aan te pakken, kan het risico op een CVA of een ander vaat- of hartprobleem worden verkleind. Als iemand stopt met roken, is het risico na twee jaar weer gelijk aan dat van een niet-roker.

Scheef gezicht

ziekte van Bell — Een scheef gezicht kan worden veroorzaakt door de ziekte van Bell. Door uitval van een zenuw buiten de schedel raakt het gezicht aan één kant verlamd. Dat betekent dat de mond aan één kant niet goed kan worden bewogen en dat het oog aan die kant niet goed kan worden gesloten. De aandoening is soms moeilijk te onderscheiden van CVA, maar dat onderscheid is er wél: bij CVA zijn alleen de spieren rond de mond verlamd.

Triage

U1 EN U2

Neurologische uitval die niet door een hernia wordt veroorzaakt, wordt waarschijnlijk veroorzaakt door CVA of TIA. Zijn de verschijnselen nog aanwezig op moment van bellen en de klachten begonnen niet langer dan 4,5 uur geleden, dan komt de patiënt in aanmerking voor trombolyse. Meteen naar het ziekenhuis dus! Als zeker is dat er geen trombolyse kan plaatsvinden, dan kan het met iets minder spoed, maar dat onderscheid is niet altijd te maken.

Kader 20.2 Trombolyse
Trombolyse is mogelijk als:
- de neurologische uitval nog aanwezig is;
- er binnen 4,5 uur gestart kan worden;
- de patiënt geen bloedverdunners gebruikt;
- de patiënt een bloedsuikerwaarde heeft die niet lager is dan 2,5 mmol/l of hoger dan 22 mmol/l;
- de patiënt nog nooit een hersenbloeding heeft gehad.

U3

Als de patiënt nekpijn heeft en één arm is verlamd, is er reden om binnen enkele uren een afspraak te maken met de huisarts. Het kan zijn dat een tussenwervelschijf drukt op een zenuw naar de armen. Datzelfde geldt als de patiënt een hernia heeft en een been niet meer goed kan bewegen.
Een scheef gelaat waarbij het oog aan de aangedane kant niet meer goed gesloten kan worden, is ook een reden voor een afspraak binnen enkele uren.

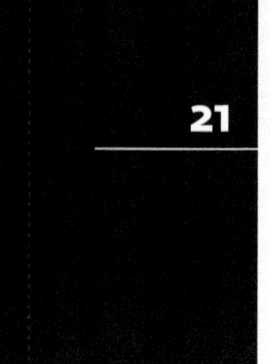

21 Obstipatie

Obstipatie is een lastige, maar meestal geen ernstige kwaal. In sommige gevallen is er wél een ernstige oorzaak. Bij obstipatie met een onschuldige oorzaak kan de assistent zelf adviezen geven. In andere gevallen moet de patiënt door de huisarts worden gezien.

Wat is het?

ontlastings-patroon

De ontlasting wordt in de dikke darm ingedikt totdat iemand aandrang voelt om naar de wc te gaan. Iedereen heeft een ander ontlastingspatroon. Elk ontlastingspatroon tussen driemaal daags tot eens per drie dagen is normaal. Bij een baby met borstvoeding is eens per week nog normaal.

Bij obstipatie blijft de ontlasting te lang in de dikke darm. De ontlasting hoopt zich daar op en wordt hard en droog. Patiënten met obstipatie hebben meestal minder vaak ontlasting dan ze normaal hebben. Het probleem is dan de moeite die het kost om ontlasting te krijgen en de klachten die men kan hebben van de obstipatie, bijvoorbeeld buikpijn, een opgeblazen gevoel en gasvorming in de darmen.

Het klinkt vreemd, maar ook diarree kan het gevolg zijn. Als er namelijk een verstopping zit in de darmen, moet de ontlasting dun worden om er langs te kunnen. Als die dunne ontlasting langs de verstopping lekt, krijgt de patiënt diarree. Diarree als gevolg van obstipatie wordt paradoxale diarree genoemd.

Ook kan een persoon met obstipatie last krijgen van pijnlijke scheurtjes bij de anus door het vele persen. Gebrek aan eetlust en moeten braken worden ook genoemd als gevolgen van obstipatie. Sommige medicijnen kunnen obstipatie veroorzaken, bijvoorbeeld tabletten tegen bloedarmoede, sommige pijnstillers, middelen tegen de ziekte van Parkinson en middelen tegen depressie.

Is het ernstig?

Obstipatie op zich is niet ernstig, alleen vervelend. Bijkomende verschijnselen kunnen wijzen op een ernstige oorzaak.

Obstipatie en braken

ileus   Dit toestandsbeeld kan wijzen op een ileus. Bij ileus is sprake van een darmobstructie (zie ook: Buikpijn bij volwassenen). Dat geeft aanvallen van hevige krampende pijn met bewegingsdrang. Er passeren geen windjes of ontlasting. De buik zet op en de patiënt moet braken.

Invaginatie (zie ook: Buikpijn bij kinderen)

darmafsluiting   Bij invaginatie schuift een deel van de dunne darm of dikke darm in zichzelf en veroorzaakt een darmafsluiting. Het komt voor bij zuigelingen van 3 tot 24 maanden, met een piek tussen 6 en 12 maanden. De symptomen zijn wisselend: meestal gaat het om een gezond kind dat ineens acute en terugkerende aanvallen van hevige buikpijn en huilen heeft. Dit gaat vaak gepaard met braken, wit wegtrekken en in elkaar gedoken zitten of liggen.

Coloncarcinoom

darmkanker   Een gezwel in de darm is een ernstige oorzaak van obstipatie. Vaak zijn er dan meer symptomen. Als er wél ontlasting komt, zit daar vaak bloed en slijm bij. Een patiënt met darmkanker kan ook verminderde eetlust hebben en daardoor vermageren. Afwisselende periodes van obstipatie en diarree kunnen ook wijzen op kanker.

Pijn bij ontlasting

fissura ani   De patiënt kan bewust of onbewust de neiging hebben om ontlasting op te houden door pijn bij het poepen. De pijn kan worden veroorzaakt door scheurtjes rond de anus. Deze scheurtjes heten fissura ani. Naast pijn kan de patiënt helderrood bloed verliezen.

Aambeien

uitgezakte aderen

Aambeien zijn eigenlijk uitgezakte aderen van het anusslijmvlies. Deze zijn uitgezakt omdat het omgevende bindweefsel te slap is geworden, vaak als gevolg van langdurig persen. Ze zijn afkomstig van vaatkussentjes rond de anus die ervoor moeten zorgen dat er niet ongewild gas of vocht langs de anus passeert. De aambeien worden erger door harde ontlasting en persen. De uitgezakte aderen kunnen helderrood bloed produceren dat boven op de ontlasting ligt of aan het wc-papier zit. Soms worden aambeien door de sluitspier naar buiten geperst en komen dan klem te zitten. Dan zit er vaak ook slijm bij de ontlasting, en de patiënt kan blijvende aandrang hebben ook als hij niet (meer) hoeft te poepen.

Hevige pijn kan wijzen op een getromboseerde aambei: een chirurg kan dat probleem verhelpen.

Triage

U2

Reden om met spoed te handelen, is obstipatie gecombineerd met hevige buikpijn. Adviseer de patiënt om niet te eten of te drinken en geen pijnstillers te gebruiken tot het contact met de dokter. Als de patiënt bleek en klam is, zweet of dreigt flauw te vallen: laat hem gaan liggen met de benen hoger dan de romp. Eventueel kan hij gaan zitten in halfzittende houding met de benen licht opgetrokken (fowlerligging).

U3 en U4

Reden om de patiënt binnen een paar uur te zien, is obstipatie gecombineerd met braken. Een pasgeborene die nog geen ontlasting heeft gehad, is een reden voor een afspraak dezelfde dag. (Bij dit probleem zal het waarschijnlijk de verloskundige zijn die belt.) Buikpijn bij obstipatie is eigenlijk altijd een reden om de patiënt een afspraak te geven.

U5: ADVIES

Praktijksituatie
Josien Tadema belt: 'Ik heb al dagen geen ontlasting gehad en ik heb er nu echt last van. Er zit zo'n stijf gevoel in mijn buik en ik moet winden laten. Wat moet ik daaraan doen?'
Je ziet in de status dat Josien Tadema 34 jaar is en voor de rest aardig gezond. Je vraagt haar het een en ander. Ze heeft nu vier dagen geen ontlasting gehad. Haar normale patroon is dat ze om de andere dag ontlasting produceert. Ze heeft geen bloed of slijm bij de ontlasting. Ze gebruikt geen medicijnen, behalve de anticonceptiepil. Ze vertelt tussendoor dat ze het nu erg druk heeft op haar werk en veel achter de computer zit. Je besluit dat je haar zelf adviezen kunt geven, en legt het een en ander uit.

Een belangrijk advies bij obstipatie betreft de voeding: zorg ervoor dat die vezelrijk is. Vezelrijke voedingsmiddelen zijn: zemelen, roggebrood, zilvervliesrijst, volkoren pastaproducten, aardappelen, rauwe en verse gekookte groenten, peulvruchten, fruit en noten. Sommige mensen met obstipatie eten 's morgens voor het ontbijt pruimen (eventueel gedroogde pruimen die 's nachts zijn geweekt in water): dat is een prima middel om obstipatie te verhelpen.
Regelmaat is ook belangrijk. Dat houdt in dit geval in dat de patiënt op vaste tijdstippen moet eten en daarbij goed moet kauwen. Goed kauwen zorgt ervoor dat het voedsel met speeksel wordt vermengd, dat er niet te grote brokken voedsel in de maag en darmen komen en dat het spijsverteringsstelsel zijn werk goed kan doen.
Veel drinken is goed voor iedereen, maar zeker voor iemand met obstipatie: minimaal twee liter per dag.
Sommige mensen stellen het naar de wc gaan lang uit en ook dat kan op den duur obstipatie veroorzaken. Het is belangrijk om naar de wc te gaan zodra je aandrang voelt.
Patiënten die last hebben van aambeien of fissuren (scheurtjes) rond de anus, houden misschien bewust of onbewust de ontlasting op, omdat ze weten dat het pijn gaat doen. Wanneer er dus sprake is van aambeien of fissuren, moeten die door de huisarts worden behandeld.

Op een stoel blijven zitten zal het probleem niet verhelpen: raad iemand met obstipatie aan om veel te bewegen (sporten, wandelen, fietsen).

Vertel de patiënt met obstipatie dat hij beter niet langdurig darmprikkelende laxeermiddelen kan gebruiken. Wanneer iemand vaker laxeermiddelen gebruikt, kunnen de darmen eraan gewend raken en zullen ze op den duur zonder laxeermiddelen geen ontlasting meer kunnen produceren. Men zegt dan dat de darmen 'lui' geworden zijn.

Ook voor een kind gelden dezelfde adviezen. Laat de ouder met het kind afspreken dat het geregeld naar de wc gaat en daar de tijd voor neemt. Als het gelukt is om te poepen, kan het kind worden beloond.

Bij een baby met obstipatie die flesvoeding krijgt, kan wat meer water of een theelepel sinaasappelsap aan de voeding worden toegevoegd. Aan borstvoeding hoeft niets veranderd te worden.

De patiënt moet opnieuw contact opnemen bij braken of bij (hevige) buikpijn. Dat is een reden voor een afspraak dezelfde dag. Ook contact opnemen als het nog niet lukt, ondanks de gegeven adviezen.

22 Oogklachten

Bij de meeste mensen die naar de praktijk bellen met klachten over hun ogen, zijn de ogen rood. Vaak is er een ontsteking van het bindvlies. Ook kunnen patiënten de praktijk bellen omdat ze iets in hun oog hebben gekregen, een vuiltje bijvoorbeeld, of omdat ze tegen een zwiepende tak zijn aangelopen. Dat hoeft allemaal niet zo erg te zijn. Andere problemen van het oog kunnen wél ernstig zijn en soms zelfs aanleiding geven tot spoed.

Wat is het?

Het menselijk oog is een wonder van techniek. Zoals je weet, bestaat het oog uit meerdere lagen. De drie lagen bevatten allerlei structuurtjes.
De buitenste laag bestaat uit de stevige harde oogrok (sclera), het wit van het oog, waaraan de oogspieren zijn bevestigd. De sclera gaat naar voren over in het hoornvlies (cornea). Aan de voorkant wordt de oogbol beschermd door de oogleden en het bindvlies (conjunctiva). Bindvlies bevindt zich aan de achterzijde van de oogleden en op de gehele voorvlakte van de oogbol.
De middelste laag is het vaatvlies (uvea) en bevat de bloedvaten van het oog. Het vaatvlies gaat over in het regenboogvlies (iris). Net achter de iris zit de lens. Deze wordt plat getrokken door elastische bandjes die aan de binnenkant van de oogbol vastzitten. Rond deze bandjes bevindt zich een rond (circulair) spiertje: corpus ciliare. Door dit spiertje aan te spannen, wordt de lens boller (accommodatie). De iris laat in het midden een opening vrij: dat is de pupil.
De binnenste laag bevat het netvlies (retina) met de lichtgevoelige zintuigen. Deze laag staat in verbinding met de oogzenuw en de plek waar het vaatvlies overgaat in het regenboogvlies. Aan de achterkant van het oog bevindt zich ook de gele vlek (macula). In de

macula bevinden zich lichtgevoelige cellen die contrast en kleuren kunnen waarnemen. De macula maakt het onderscheiden van details mogelijk.

De inhoud van de oogbol bestaat verder uit het glasachtig lichaam en het kamervocht. Tussen hoornvlies en regenboogvlies bevindt zich kamervocht. Het glasachtig lichaam (corpus vitreum) bestaat uit een geleiachtige doorzichtige substantie en bevindt zich achter de lens.

Is het ernstig?

In een aantal gevallen is een oogaandoening ernstig, want dan bestaat er risico op onherstelbare beschadiging van het oog.

Pijn in het oog

acuut glaucoom — Als de pijn gepaard gaat met braken, duidt dat op een acuut glaucoom. Dat treedt op als de oogboldruk in het oog te hoog wordt. Als dat niet binnen enkele uren wordt behandeld, gaat de oogzenuw kapot. De patiënt kan dan blind worden aan dat oog. Het komt vrijwel uitsluitend voor bij mensen die ouder zijn dan 40 jaar.

Regenboogvliesontsteking

iris — Het regenboogvlies (iris) en het corpus ciliare kunnen gaan ontsteken (iridocyclitis). Dat kan voorkomen bij patiënten die reumatische artritis hebben. Het geeft hevige pijn aan één oog. Als de ontsteking niet behandeld wordt, kan de achterkant van de iris gaan verkleven met de lens. De pupil kan vervormen en het kamervocht kan niet meer goed circuleren, waardoor er acuut glaucoom kan ontstaan.

'Iets in het oog'

Je merkt het bijna altijd als er iets in je oog komt, maar soms niet. Metaalsplinters zijn in dat opzicht berucht: die komen nogal eens in het oog terecht zonder dat het meteen wordt opgemerkt. Als een metaalsplinter in het oog komt, ontstaat er enkele uren daarna een roestring in het oog.

Soms komen er chemische stoffen in het oog, bijvoorbeeld zeep, haarspray of chloorwater. Deze stoffen veroorzaken een lichte irritatie. Zuur, kalk en loog kunnen blijvende schade veroorzaken, bijvoorbeeld troebelingen in het hoornvlies, gaatjes in het hoornvlies en verkleving van de oogleden. Als patiënten dit soort stoffen in hun oog krijgen, moeten ze eerst minstens vijftien minuten het oog goed spoelen voordat ze naar de praktijk komen.

Trauma

Praktijksituatie
Er komen twee mannen de praktijk binnenlopen, in sportkleding. De een houdt zijn hand voor zijn oog, de ander ondersteunt hem bij zijn arm. Ze lopen naar de balie. Ze blijken van de squashbaan te komen die om de hoek zit. De een legt uit: 'We zijn hier geen patiënt, maar mijn vriend heeft een squashbal op zijn oog gekregen. Hij vergaat van de pijn. Kan de dokter even kijken?' Je laat de mannen in de onderzoekskamer en belt de huisarts of hij meteen kan komen.

kneuzing — Door een kneuzing kan er van alles in een oog beschadigd raken. Vooral een klap of een stoot op het oog met een voorwerp dat kleiner is dan de oogkas – en dus extra hard het oog raakt – is gevaarlijk. Als er een bloeding in de voorste oogkamer ontstaat, kan de oogdruk te hoog worden. Dit is te vergelijken met acuut glaucoom (zie: Acuut glaucoom).

Lichtflitsen, uitval van een deel van het gezichtsveld

netvlies — Als het netvlies scheurt en voor een deel loslaat van de oogbol, kan de patiënt het gevoel hebben dat er een gordijn wordt dichtgetrokken. De oorzaak van de loslating is vocht onder het netvlies door een scheurtje in het netvlies. Een patiënt bij wie het netvlies loslaat, ziet eerst een soort bliksemflitsen in zijn oog. De gezichtsscherpte neemt af en het gezichtsveld is minder groot dan anders. Deze aandoening moet behandeld worden, want anders kan de patiënt binnen enkele dagen tot weken blind worden.

Dubbelzien

De patiënt kan dubbelzien als hij met één oog kijkt, maar ook als hij met twee ogen kijkt. In dat laatste geval zijn er problemen met de oogspieren of neurologische afwijkingen. Ziet hij dubbel als hij met één oog kijkt, dan kan er een probleem zijn met de lens of het hoornvlies.

Acute visusdaling van één oog

VAATLETSEL

stolsel

Deze aandoening komt meestal door vaatletsel en gaat niet gepaard met pijn of roodheid. Wel ziet de patiënt ineens minder. De oorzaak is bijvoorbeeld een stolsel of arteriosclerose ('aderverkalking', dichtgeslibde ader).

GLASVOCHTBLOEDING

netvliesscheur

Door een bloeding in het netvlies kan de patiënt ineens met één oog slechter gaan zien. Bij een netvliesscheur kan er bloed lekken naar het glasvocht. Soms ziet de patiënt ontelbare zwarte stipjes in zijn oog, soms drijven er slierten of wolken voorbij. Er zijn diverse oorzaken voor glasvochtbloeding, bijvoorbeeld een ongeval, hoge bloeddruk, diabetes of het gebruik van bloedverdunners.

Rood, ontstoken oog

CONJUNCTIVITIS

infectie

De meeste patiënten met een rood oog die contact opnemen met de huisartsenpraktijk, hebben conjunctivitis, veroorzaakt door een infectie met een virus of bacterie of door een allergie. Is de patiënt ook verkouden, zijn er keelklachten en opgezette klieren, dan is een verkoudheidsvirus vaak de oorzaak. De klachten zijn: slijm of pus aan de binnenkant van de oogleden, een branderig gevoel, het gevoel alsof er een vuiltje in het oog zit en jeuk in het oog. Door slijm of pus kunnen de oogleden aan elkaar vastplakken; de patiënt merkt dat vooral 's morgens bij het wakker worden. De ontsteking wordt dan waarschijnlijk veroorzaakt door een bacterie, maar helemaal zeker is dat niet.

Conjunctivitis is zelden gevaarlijk en geneest meestal binnen drie dagen.

Ook allergie kan de oorzaak zijn, bijvoorbeeld allergie voor pollen, huisstofmijt of katten- of hondenhaar. Vaak heeft de patiënt dan ook rinitis (loopneus of verstopte neus). Overgevoeligheid voor oogmake-up, voor contactlenzenvloeistof of voor stoffen die de patiënt per ongeluk in zijn ogen wrijft, speelt ook nogal eens mee.

Kader 22.1 Contactlenzen
Mensen die contactlenzen dragen, lopen een wat groter risico om een oogontsteking te krijgen, zeker als ze de lenzen niet goed schoonmaken. Je hebt zelfs mensen die hun lenzen met een beetje spuug schoonmaken... Niet doen, dus! Om ooginfectie te voorkomen moeten lenzen regelmatig goed worden ontsmet met de daarvoor bestemde vloeistoffen. Patiënten met een oogontsteking mogen hun lenzen niet dragen totdat de kwaal over is. Wees erop bedacht dat ook verontreinigde lenzenvloeistof de oorzaak kan zijn van een ooginfectie.

Praktijksituatie
Dirkje Tielemans (29 jaar) komt met haar baby de praktijk binnenlopen. 'Kijk eens,' zegt ze tegen de assistent, 'zijn oogjes zaten vanmorgen helemaal dichtgeplakt. Ik ben wat ongerust, want ik heb gehoord dat het niet zo goed is als een baby ontstoken ogen heeft.'

Baby's kunnen bij de bevalling besmet zijn door hun moeder. Als de conjunctivitis rond hun tweede of derde levensdag optreedt, kunnen ze een gonokokkeninfectie hebben. Als één of beide ogen rood worden tussen hun vijfde tot tiende levensdag, kan er misschien een infectie zijn met chlamydia of herpes simplex. Gelukkig komen deze situaties weinig voor.

CORNEA-EROSIE

beschadiging Een cornea-erosie is een oppervlakkige beschadiging van de cornea, bijvoorbeeld door een zwiepende tak of iets anders dat het oog heeft geraakt. De klachten zijn bijna altijd: tranend oog, lichtschuwheid, knipperende oogleden en het gevoel dat er iets in het oog zit.

DROGE OGEN

traanklier Te droge ogen kunnen een ontsteking van de conjunctiva en de cornea veroorzaken. Dat komt vaak doordat de traanklier niet meer goed werkt. Ouderen hebben nogal eens last van een chronische oogontsteking. Ook bij mensen die contactlenzen dragen, zie je dit soort ontstekingen.

BLEFARITIS

haarzakjes Een ontsteking van de haarzakjes in de wimpers en van de talgkliertjes in de ooglidrand, heet een blefaritis. De oorzaak kan een bacterie (stafylokok) zijn, maar ook eczeem of het herpes-simplexvirus. De patiënt kan last hebben van jeukende, branderige ogen en gezwollen, rode ooglidranden. Als er blaasjes op de ooglidranden zitten, is de oorzaak het herpes-simplexvirus. Er zit ook bindvlies aan de binnenkant van oogleden. Bij blefaritis kan daardoor gemakkelijk conjunctivitis ontstaan.

EPISCLERITIS OF SCLERITIS

wit van het oog Episcleritis of scleritis is een ontsteking van het wit van het oog. De ontsteking kan aan de oppervlakte zitten (episcleritis) of wat dieper weg in het hoornvlies of nog daaronder (scleritis). Deze aandoening hoeft vaak niet behandeld te worden en geneest meestal binnen enkele weken vanzelf. Patiënten die het eenmaal hebben gehad, kunnen het vaker krijgen.

LASOGEN OF SNEEUWBLINDHEID

keratitis Lasogen of sneeuwblindheid is een vorm van keratitis, een hoornvliesontsteking. Deze aandoening kan ontstaan als je geen beschermende bril draagt bij het lassen of bij felle zon (die schittert op de sneeuw, bijvoorbeeld tijdens de wintersport). De klachten treden na ongeveer een dag op en verdwijnen meestal binnen 24 uur. De patiënt hoeft er niet voor op het spreekuur te komen – pas als de klachten niet verdwijnen.

Staar (cataract)

troebel   Als men ouder wordt, worden de ooglenzen troebeler. Dat heet staar. Iemand met staar gaat steeds waziger zien, vooral bij fel zonlicht. Als het wazige zien te lastig wordt, kan het oog worden geopereerd. De oogarts plaatst dan tijdens een kortdurende operatie een kunstlens in het oog.

Maculadegeneratie

gele vlek   Bij maculadegeneratie gaat de gele vlek in het netvlies achteruit. Op de lange duur kan de patiënt niet meer goed zien. Het begint ermee dat hij niet meer kan lezen. Later kan hij ook andere dingen niet langer goed zien. Aan de aandoening is weinig te doen.

Bloeding onder het bindvlies

drukverhoging   Soms heeft de patiënt ineens een erg rood oog dat er alarmerend uitziet. Bij onderzoek blijkt dan dat er een bloedinkje is geweest van een van de bloedvaatjes onder het bindvlies. Dat komt een enkele keer voor bij drukverhoging (bijvoorbeeld door hoesten of persen), bij hoge bloeddruk of bij gebruik van antistollingsmiddelen. Ook een beschadiging van buitenaf kan een bloedinkje veroorzaken.

Bultjes op het oog

CHALAZION

talgkliertje   Een chalazion is een verstopt talgkliertje aan de binnenzijde van het ooglid. Het ontstaat geleidelijk en kan lang blijven bestaan. De patiënt merkt de verstopping van het talgkliertje doordat er een zwellinkje op het ooglid komt. De zwelling is eerst rood, later grijs en voelt hard aan. Het bobbeltje kan enkele millimeters tot een centimeter groot worden. Een groot chalazion kan op het oog drukken of in de weg zitten en daardoor het zicht belemmeren. Heel soms breekt de zwelling door naar de binnenzijde van het ooglid. Er komt dan witte talg uit.

HORDEOLUM

'strontje'

Een hordeolum is een ontsteking (een soort steenpuistje) van een van de kliertjes in het ooglid. Het wordt ook wel 'strontje' genoemd. Het kan zowel aan de buitenkant van het ooglid zitten (uitwendig hordeolum) als aan de binnenkant (inwendig hordeolum). Een hordeolum is soms lastig te onderscheiden van een chalazion. Een hordeolum wordt meestal veroorzaakt door infectie met een stafylokok. Een hordeolum ziet eruit als een rood, gezwollen, met pus gevuld plekje op het ooglid. Deze zwelling kan gepaard gaan met pijn en jeuk. Bij een groot hordeolum is er meer pijn dan bij een klein. In sommige gevallen is het gehele ooglid gezwollen en pijnlijk. Ook kan bij sommige patiënten cellulitis (ontsteking van het ooglid) ontstaan. Vaak gaat het hordeolum vanzelf open zodat de pus kan verdwijnen en geneest de afwijking in een aantal dagen. Soms blijft er na de ontsteking een pijnloos knobbeltje over.

Triage

U2

Spoed is vereist bij patiënten ouder dan 40 jaar met een rood of zeer pijnlijk oog, gecombineerd met hevige hoofdpijn en braken. Ook als de patiënt loog of zuur in het oog heeft gekregen – dat zijn stoffen die het kwetsbare oog blijvend kunnen beschadigen! De huisarts moet met spoed onderzoek doen, maar je kunt de patiënt alvast adviseren te beginnen met het oog te spoelen met kraanwater. Dat moet hij minstens vijftien minuten doen. Reden voor spoed is ook als de patiënt iets in het oog heeft gekregen dat door de oogstructuren heen steekt. De patiënt moet dan tot het contact met de dokter beide ogen afdekken, druk op de oogbal vermijden en rechtop blijven zitten, niet gaan liggen.

U3

Als de patiënt pijn in zijn oog heeft, dan laat je hem er niet te lang mee rondlopen. Je zorgt ervoor dat hij binnen enkele uren bij de huisarts terechtkan. Als de patiënt lichtflitsen ziet, kan er een netvliesloslating zijn. Zo iemand laat je ook binnen enkele uren komen, want hij moet waarschijnlijk nog dezelfde dag naar de oogarts. Plotseling minder zien of dubbelzien is ook een reden om de patiënt binnen enkele uren een afspraak te geven, evenals een oogontsteking waarbij er veel pus uit de ogen komt. Hetzelfde geldt als iemand iets in of op het oog gekregen (zuur of loog in het oog is U2).

U4

Een oogontsteking die langer dan drie dagen duurt, is reden om de patiënt dezelfde dag op het spreekuur te laten komen.

U5 (ADVIES)

Als doktersassistent kun je in een aantal gevallen volstaan met het geven van advies, namelijk bij conjunctivitis die nog niet langer dan drie dagen geduurd heeft, en bij hooikoorts.
Als de patiënt last heeft van een rood oog en de enige bijkomende klachten zijn een branderig gevoel, tranen, vastplakken van de oogleden (vooral 's morgens bij het wakker worden), zal er waarschijnlijk sprake zijn van een conjunctivitis. Als assistent kun je dan de volgende adviezen geven:
- De oogleden kunnen worden schoongemaakt met een watje of gaasje met kraanwater – de patiënt moet daarbij van de buitenooghoek naar de neus toe wrijven.
- Een warme kompres (een washand met warm water natmaken op een temperatuur die net te verdragen is) geeft vaak verlichting van de klachten.
- Wanneer de patiënt contactlenzen draagt en hij heeft conjunctivitis, mogen de lenzen pas weer in als de ontsteking over is. Leg uit dat, als het oog geïnfecteerd is, de ziektekiemen ook op (of bij zachte lenzen: in) de lenzen gaan zitten. Iedere keer dat de patiënt de lenzen weer inzet, besmet hij het oog opnieuw.

- Niet in het oog wrijven: als er één oog ontstoken is en de patiënt wrijft in dat oog en vervolgens in het andere oog, kan ook het andere oog ontstoken raken.

Als de oogontsteking na drie dagen niet minder is geworden, moet de patiënt opnieuw contact opnemen. De huisarts kan dan oogzalf of oogdruppels voorschrijven.

Kader 22.2 Druppels en zalf gebruiken

Het is niet altijd gemakkelijk om oogdruppels en -zalf te gebruiken. De patiënt kan het beste het hoofd iets achterover houden, het onderooglid van het te behandelen oog omlaag trekken en een druppel in het zo ontstane zakje van het onderooglid laten vallen. Vervolgens moet de patiënt voorzichtig knipperen. Het flesje of het tubetje mag niet in aanraking komen met het oog(lid), want dan is de inhoud van het flesje of tubetje niet meer steriel.

Kinderen bij wie de ogen gedruppeld moeten worden, moeten gaan liggen met de ogen dicht. Vervolgens laat je bij de neus, in de binnenooghoek, een druppel vallen. Vraag het kind om de ogen open te doen en de oogdruppel rolt vanzelf het oog binnen.

Kader 22.3 Vuiltje verwijderen

Als een patiënt iets in zijn oog heeft gekregen en je ziet het vuiltje zitten, kun je proberen het te verwijderen. Probeer het vuiltje met behulp van een natgemaakt wattenstaafje of verbandgaasje naar de neus toe te bewegen. Het oog traant het vuiltje er dan vaak vanzelf uit. Eventueel kan er worden gespoeld met gekookt en afgekoeld water of met steriel fysiologisch zout. Lukt het je niet om het vuiltje te verwijderen, dan moet de huisarts worden ingeschakeld.

23 Oorklachten

Er zijn verschillende oorzaken voor oorklachten, maar de bekendste is toch wel een ontsteking van het middenoor: de oorzaak van veel kinderleed (en van hun ouders!) is middenoorontsteking. Lees eerst de praktijksituatie.

Praktijksituatie
Kees van Dalen belt op. Hij klinkt wat slaperig: hij en zijn vrouw hebben 's nachts bijna geen oog dichtgedaan, omdat Kees jr. (3 jaar) de hele nacht heeft gehuild. Ze denken dat hij last heeft van zijn oor, omdat hij daar vaak naar greep. Hij heeft ook wat koorts, vermoeden ze, want hij voelt zo warm aan. Kees sr. wil graag dat de huisarts even naar zijn zoontje kijkt, want ze willen niet nog zo'n nacht meemaken. Ook vinden ze het naar dat Kees jr. zo'n pijn moet lijden.

Wat is het?

Oorpijn kan diverse oorzaken hebben. Soms is de pijn niet afkomstig van het oor, maar bijvoorbeeld van de kaak, een bijholte of het gebit, maar wordt het gevoeld als oorpijn. Bij jonge kinderen wordt oorpijn vaak veroorzaakt door een infectie van het middenoor. Volwassenen kunnen dat ook hebben, maar bij hen komt het veel minder vaak voor. Als volwassenen oorpijn hebben, is dat dikwijls afkomstig van de externe gehoorgang of van een ingetrokken trommelvlies door verkoudheid. Ook een beschadigde oorschelp kan pijn veroorzaken.

Is het ernstig?

bijkomende omstandigheden

Oorklachten op zich zijn geen reden voor grote spoed, maar eventuele bijkomende omstandigheden kunnen dat wel zijn. Als de patiënt een ernstig zieke indruk maakt, regel je dat de huisarts met spoed naar de patiënt toe gaat.

Middenoorontsteking (otitis media acuta: OMA)

bacteriële infectie

Oorpijn bij jonge kinderen wordt vaak veroorzaakt door een ontsteking van het middenoor, die acuut begint en korter dan drie weken duurt. De ontsteking wordt meestal door een bacteriële infectie veroorzaakt. Er kunnen lokale verschijnselen optreden: oorpijn, gehoorvermindering, oorsuizen en loopoor, maar een patiënt(je) kan ook last hebben van algemene symptomen als koorts, prikkelbaarheid, nachtelijke onrust, braken en verminderde eetlust. Bij jonge kinderen ontbreken soms de lokale symptomen en ziet de huisarts pas na inspectie van de trommelvliezen dat er sprake is van een infectie. Bij de meeste kinderen zijn de ergste klachten na twee tot drie dagen over.

Van alle kinderen maakt 10 tot 20% ten minste drie keer een dergelijke middenoorontsteking door in het eerste levensjaar. Soms treedt OMA aan beide kanten op. Dan houden pijn en koorts vaak wat langer aan.

Er zijn risicogroepen aan wie de huisarts eerder antibioticum voorschrijft dan aan kinderen zonder deze afwijkingen. Patiënten uit risicogroepen laat je dezelfde dag op het spreekuur komen. Het gaat om:
- kinderen onder de 2 jaar met een tweede oorontsteking binnen een jaar;
- patiënten met het syndroom van Down;
- patiënten die geboren zijn met een verhemeltespleet (palatoschisis);
- patiënten met een chronische aandoening.

algemene symptomen

Baby's en peuters kunnen nog niet zeggen waar de pijn zit. Dat betekent dat de huisarts ook aan OMA denkt bij algemene symptomen, zoals koorts, prikkelbaarheid, nachtelijke onrust of buikpijn, diarree, braken en gebrek aan eetlust.

Vroeger werden kinderen met erge oorpijn bij een middenoorontsteking nogal eens naar een kno-arts verwezen, die dan het trommelvlies kon 'doorprikken'. Dat noemen we paracentese. Dit vermindert de druk in het middenoor en laat daardoor de pijn afnemen. Op de genezing heeft het geen of nauwelijks invloed. Voor kinderen is paracentese een traumatische ervaring. En een pijnstiller als paracetamol doet de pijn ook afnemen. Om deze redenen wordt paracentese tegenwoordig alleen nog in uitzonderingsgevallen uitgevoerd.

Wanneer een ouder belt, blijkt vaak al uit de genoemde klachten van het kind dat er waarschijnlijk sprake is van een middenoorontsteking. Huisarts en assistent kunnen afspreken dat de assistent advies geeft wanneer deze op grond van de gepresenteerde klachten en symptomen vermoedt dat er sprake is van een OMA en als er geen reden is om het kind binnen een paar uur of dezelfde dag op het spreekuur te laten komen.

LOOPOOR

trommelvlies — Bij een OMA kan door de druk van het vocht in het middenoor een gaatje in het trommelvlies ontstaan. Dan kan het ontstekingsvocht naar buiten lekken (loopoor). Heel zelden kunnen er complicaties optreden.

DOOFHEID NA OMA

OME — Vier tot zes weken na een OMA kan er otitis media met effusie optreden (OME). Dan zit er ingedikt slijm in het middenoor, dat de beweeglijkheid van het trommelvlies belemmert. Het kind kan daardoor wat doof zijn, maar heeft meestal geen pijn.

Pijn achter de oorschelp

mastoïditis — Bij een mastoïditis is er een ontsteking van het slijm- en beenvlies van de ruimten in het bot achter de gehoorgang (het rotsbeenuitsteeksel). De beruchte meningitis (hersenvliesontsteking) kan een complicatie zijn. Door zwelling kan het oor verder van het hoofd afstaan dan anders.

Oorklachten met duizeligheid

draaiduizelig — Een aandoening van het evenwichtsorgaan (in het binnenoor) noemen we de ziekte van Ménière. Bij deze aandoening wordt de patiënt ineens draaiduizelig en aan één oor doof en heeft oorsuizingen. Deze aanvallen kunnen meerdere keren optreden, variërend van enkele keren per week tot eens per maand. Bij deze aanvallen is de patiënt vaak misselijk en moet hij braken. Er zijn geen medicijnen tegen de ziekte, alleen tegen de misselijkheid en het braken.

Ontsteking van de gehoorgang

zwelling — Een otitis externa is een ontsteking van de uitwendige gehoorgang. Het wordt vaak veroorzaakt door krabben in de gehoorgang, cerumen (oorwas) of eczeem. De gehoorgang zwelt op door de ontsteking en kan pijnlijk zijn. Door de zwelling hoort de patiënt aan één kant minder.

Zwemmen en baden kunnen de huid van de gehoorgang uitdrogen en eczeem verergeren.

Aandoeningen aan de oorschelp

zuurstoftekort — Bij sommige sporten komen kneuzingen van de oorschelp voor, bijvoorbeeld bij worstelen, rugby en boksen. Dan kan er een bloeduitstorting in de oorschelp ontstaan en dat kan gevolgen hebben voor het kraakbeen. Door het afzuigen van het bloed kan zuurstoftekort voor het kraakbeen worden voorkomen, en daarmee misvorming van de oorschelp.

Het kraakbeen van de oorschelp kan ook gaan ontsteken. Ook dan kan er tekort aan zuurstof voor het kraakbeen ontstaan, maar nu door pusvorming. Door een opening te maken, kan de pus afvloeien. De ontsteking wordt met een antibioticum behandeld.

Triage

U2

Als een kind of volwassene met oorpijn een ernstig zieke indruk maakt, moet er met spoed gehandeld worden. Misschien is er een ernstige complicatie, bijvoorbeeld meningitis.

U3

Laat een patiënt ouder dan 12 jaar met oorpijn en een rode oorschelp binnen een paar uur op het spreekuur komen. Datzelfde geldt voor elke patiënt met oorpijn gecombineerd met duizeligheid, pijn achter de oorschelp of een verder van het hoofd afstaand oor.

U4

Langer dan drie dagen oorpijn is een reden voor een bezoek aan de dokter op dezelfde dag, evenals oorpijn aan beide oren bij kinderen die jonger zijn dan 2 jaar, en kinderen die voor het eerst oorpijn hebben gecombineerd met een loopoor.
Bij sommige kinderen is het risico op ernstige complicaties groter. Dat is het geval bij kinderen jonger dan 6 maanden en bij kinderen met afwijkingen in het kno-gebied. Kinderen met het syndroom van Down hebben vaak afwijkingen in het kno-gebied; datzelfde geldt voor kinderen met een gespleten verhemelte ('hazenlip', palatoschisis).
Een bloeduitstorting aan de oorschelp is ook een reden om dezelfde dag een afspraak bij de huisarts te geven.

U5 (ADVIES)

Als uit het verhaal van de ouders blijkt dat het waarschijnlijk gaat om een ongecompliceerde OMA, kun je de ouders advies geven. Vertel aan de ouders dat de oorpijn waarschijnlijk na drie dagen over is. Een OMA kan een vervelende oorpijn geven. Verdovende oordruppels die je bij de drogist kunt kopen, helpen weinig. De ouders kunnen het kind paracetamol geven tegen de pijn. Jonge kinderen kun je het beste paracetamol in zetpilvorm geven. Paracetamol bestaat in verschillende sterktes. Voor de dosering, zie de volgende tabel.

Kader 23.1 Doseringsschema paracetamol

Leeftijd	Dosering oraal	Dosering rectaal
3-12 mnd	4-6 dd 2,5 ml (24 mg/ml)	2-3 dd 120 mg
1-2 jaar	4-6 dd 5 ml (24 mg/ml)	2-3 dd 240 mg
2-4 jaar	4-6 dd 6-7 ml (24 mg/ml) of 1,5 tablet 120 mg	3 dd 240 mg
4-6 jaar	4-6 dd 8 ml (24 mg/ml) of 1,5 tablet 120 mg	4 dd 240 mg
6-9 jaar	4-6 dd 10 ml (24 mg/ml) of 0,5 tablet 500 mg	2-3 dd 500 mg
9-12 jaar	4-6 dd 0,75 tablet 500 mg	3 dd 500 mg
> 12 jaar	4-6 dd 1 tablet 500 mg	2-3 dd 1000 mg

Paracetamol kan zonder recept in apotheek en drogist worden gekocht. Vraag ouders opnieuw contact op te nemen als de klachten langer dan drie dagen duren of als de klachten verergeren. Vertel de ouders ook dat het kind na de middenoorontsteking wat doof kan zijn door vochtophoping achter het trommelvlies. Dat zal vanzelf verdwijnen, maar het kan een tijdje duren. Genezing kan ook gepaard gaan met een loopoor. Als dit langer dan zeven dagen duurt, moet er een consult worden afgesproken. Sowieso is het goed om een maand na het ontstaan van het loopoor, te laten beoordelen of het gaatje in het trommelvlies is dichtgegroeid.

Als het kind al vaker een loopoor heeft gehad, hoeft het niet op het spreekuur te komen. Een loopoor verdwijnt meestal binnen een week. Met een loopoor kan gewoon worden gedoucht. Zwemmen met het hoofd onder water wordt afgeraden. Ook als een OMA-patiënt geen loopoor heeft, wordt zwemmen afgeraden; de kans bestaat dat het kind duizelig wordt.

Kinderen huilen vaak van de pijn. Voor ouders is het niet leuk om te merken dat hun kind pijn lijdt. Bovendien houdt een huilend kind ook de ouders uit hun slaap. Ze willen daarom graag dat de huisarts oorontsteking op zeer korte termijn kan verhelpen. Aan de telefoon kunnen ouders erg ongerust overkomen. Dat is een moeilijke situatie voor een assistent: in de meeste gevallen kan worden volstaan met het geven van advies, maar als ouders erg ongerust zijn, kan de assistent hen beter met de huisarts in contact brengen (bijvoorbeeld verwijzen naar het telefonisch spreekuur).

24 Pijn op de borst

Pijn in of op de borst komt vaak voor en kan verschillende oorzaken hebben: pijnlijke botten of spieren, afwijkingen aan hart, longen of slokdarm.

Wat is het?

Er is blijkbaar een verschil tussen pijn *op* de borst en pijn *in* de borst. Met pijn *op* de borst bedoelen we pijn en een drukkend, beklemmend gevoel alsof er iets op de borst drukt. Maar het verschil tussen pijn op de borst en pijn in de borst is heel klein.

Is het ernstig?

Bij pijn op de borst denken veel mensen al snel aan een hartaandoening zoals een hartaanval, maar er kunnen ook andere, minder ernstige oorzaken voor zijn. Bij de triage moet je dus onderscheid maken tussen ernstige toestandsbeelden en niet-ernstige. Een goede vraag bij de triage is: is de pijn met één vinger aan te wijzen? Als dat zo is, is er bijna nooit iets ernstigs aan de hand. Daar komen we verderop op terug, eerst geven we een uitleg over de oorzaken.

Pijn op de borst door het hart of de kransslagaderen

kransslagaderen   Kransslagaderen (coronaire vaten) zorgen voor zuurstof voor de hartspier. Als de kransslagader te weinig bloed doorlaat, kan in een deel van de hartspier zuurstofgebrek ontstaan. De oorzaak van de verminderde bloedstroom is vaak een vernauwing ten gevolge van atherosclerose. Ook kan de kransslagader helemaal zijn afgesloten. In dat geval sterft een gedeelte van de hartspier af.

HARTINFARCT (ACUUT CORONAIR SYNDROOM)

Praktijksituatie
Mevrouw Offringa (73 jaar) heeft een, in rust ontstaan, heftig drukkend gevoel op de borst, dat ook na drie tabletjes nitroglycerine niet afzakt. Ze heeft nu al meer dan een halfuur pijn, ze zweet er heftig bij, is misselijk en ziet bleek.

Bij een hartinfarct wordt een kransslagader volledig afgesloten. Een stuk hartspier sterft af. Dit gebeurt vaak terwijl de patiënt rustig zit of ligt. Het gebeurt ook vaak in de vroege ochtenduren. De patiënt heeft een aanhoudende drukkende pijn op de borst. Hij zweet erbij, is misselijk en ziet bleek. Soms voelt hij ook pijn hoog in de rug. Er is sprake van een ernstig spoedgeval. Artsen zeggen weleens:

'time is muscle' — 'time is muscle', met andere woorden: als ze snel met de behandeling kunnen beginnen, sterft er minder hartspier af dan als het langer duurt. Bovendien kan, vooral in het eerste uur, ventrikelfibrilleren optreden: hierbij worden de hartkamers in zo'n hoog tempo geprikkeld dat ze niet meer in staat zijn goed te pompen. Het gevolg hiervan is dat de bloedsomloop vrijwel helemaal stil komt te liggen. De patiënt ziet bleek, grauw, is klam en koud, zweet en neigt flauw te vallen (shock). Dit is een levensbedreigende toestand omdat de hersencellen van een volwassene maar zo'n drie tot vier minuten zonder zuurstof kunnen. Als er ook geen ademhaling meer is en de pols is niet meer voelbaar (dit voel je aan de halsslagader), moet er zo snel mogelijk gestart worden met reanimatie (hartmassage en beademen) en moet 112 worden gebeld voor een ambulance. In de NHG-TriageWijzer staan instructies hoe te reanimeren.

dotteren — De behandeling van een hartinfarct bestaat uit zo snel mogelijk dotteren en een stent inbrengen of starten met trombolyse: dat is het oplossen van het stolsel in de kransslagader door een infuus met medicamenten. Liefst start men dit al in de ambulance. Bij ventrikelfibrilleren zal worden geprobeerd om zo snel mogelijk met een defibrillator een forse stroomstoot te geven met als doel het hart weer normaal te laten werken.

ANGINA PECTORIS

vernauwing

Bij angina pectoris is er een vernauwing van de kransslagader. Zolang de patiënt in rust is, passeert er voldoende bloed langs de vernauwing en zijn er geen klachten, maar moet het hart harder pompen, dan is er meer zuurstof en voeding nodig. (Het hart moet harder pompen bij inspanning, emotie, overgang van warmte naar kou en zware maaltijden.) Achter de vernauwing krijgt de hartspier te weinig zuurstof en er ontstaat 'spier'pijn.

instabiele angina pectoris

Neemt de angina pectoris in korte tijd in ernst toe of ontstaat deze in rust, dan spreken we van instabiele angina pectoris of een dreigend hartinfarct. Dat kan overgaan in een hartinfarct.

Bij stabiele angina pectoris passeert er bij inspanning te weinig bloed door de vernauwde kransslagader en krijgt de hartspier te weinig zuurstof. Dit leidt tot de volgende symptomen:
- pijn of een drukkend gevoel midden op de borst;
- uitstralende pijn naar de linker- of rechterarm, de keel, één of beide oren, de bovenbuik of naar de rug, tussen de schouderbladen;
- pijn na inspanning, emotie, kou of een zware maaltijd;
- pijn verdwijnt in rust binnen vijftien minuten;
- pijn verdwijnt na een vaatverwijdend middel (nitroglycerine) onder de tong.

Het komt nogal eens voor dat deze symptomen slechts gedeeltelijk of zelfs helemaal niet aanwezig zijn; het is dan belangrijk dat je weet of de patiënt één of meer van de risicofactoren voor hart- en vaatziekten heeft (zie kader 24.1). Als dat het geval is, denk je eerder aan angina pectoris, ook al zijn daar slechts kleine aanwijzingen voor.

Bij patiënten met diabetes komen hart- en vaatziekten vaker voor. Deze mensen vormen dan ook een risicogroep voor hart- en vaatziekten. Bij angina pectoris of een hartinfarct hebben ze vaak weinig pijn.

Praktijksituatie
Mevrouw Tekstra (67 jaar) belt op. Zij is bekend met een stabiele angina pectoris. De afgelopen week had ze al bij kleine

inspanning angina pectoris. Vannacht is ze wakker geworden van het haar bekende drukkende gevoel op de borst.

nitroglycerine

Angina pectoris kan jaren bestaan zonder dat de patiënt een hartinfarct krijgt. De therapie bij een aanval is: een tabletje of spray nitroglycerine onder de tong. Als onderhoudsbehandeling wordt onder andere acetylsalicylzuur of calciumcarbasalaat voorgeschreven om klontering van de bloedplaatjes tegen te gaan.

Door een toenemende vernauwing van de kransslagader treedt de angina pectoris op bij steeds geringere inspanning of zelfs in rust. De angina pectoris wordt instabiel. De patiënt kan de pijn dan niet meer voorspellen. Bij mevrouw Tekstra is sprake van een spoedgeval en ze moet nog dezelfde dag naar de cardioloog worden verwezen. Vaak wordt bij deze patiënten coronaire angiografie gedaan. Via de lies wordt een katheter naar het hart gebracht en worden de kransslagaderen zichtbaar gemaakt door middel van contrastvloeistof om eventuele vernauwingen aan te tonen.

bypassoperatie

Bij mevrouw Tekstra besluit de cardioloog tot een bypassoperatie, waarbij één of meer omleidingen (bypasses) om de vernauwing in de kransslagader heen gelegd worden. Een andere therapie is dotteren of PCI (voluit: Percutane Coronaire Interventie). Hierbij wordt via de slagader in de lies een katheter ingebracht tot in de vernauwde plek in de kransslagader. Door middel van een ballonnetje dat ter plekke wordt opgeblazen, wordt het vernauwde vat opgerekt en verwijd. Tegelijkertijd wordt een buisje (stent) ingebracht, dat het opgerekte bloedvat openhoudt.

Kader 24.1 Risicofactoren hartziekten

Risicofactoren voor het ontstaan van coronaire hartziekten zijn:
- hart- en vaatziekten in de voorgeschiedenis;
- hart- en vaatziekten bij een familielid in de eerste graad (ouders, broers, zusters) jonger dan 60 jaar;
- te hoog cholesterolgehalte;
- roken;
- hypertensie;
- diabetes mellitus.

Aneurysma

verwijd Bij een aneurysma is een slagader op een bepaalde plaats verwijd. Aneurysma's kunnen op allerlei plaatsen in het lichaam voorkomen. De bekendste is een aneurysma van de aorta. Als een aneurysma aan de binnenkant scheurt, komt er bloed tussen de verschillende lagen van de wand. Dan ontstaat plotselinge en heftige pijn.

Pijn die vastzit aan ademhaling plus benauwdheid

> **Praktijksituatie**
> De heer Ozdemir (75 jaar) is een week geleden aan een liesbreuk geopereerd. Hij heeft plotseling pijn op de borst gekregen en is daarbij benauwd. Hij hoest een beetje bloed op.

longembolie Bij longembolie zit er een stolsel in een longslagader. Dat stolsel is losgeschoten uit een trombosebeen. Bij longembolie voelt de patiënt pijn die 'vastzit' aan de ademhaling, en hij is benauwd. 'Vastzitten aan de ademhaling' (pleurale pijn) wil zeggen dat de pijn bij elke inademing erger wordt en bij elke uitademing verdwijnt, of net andersom. Soms voelt de patiënt ook pijn hoog in de rug. Het is een verraderlijke ziekte die heel weinig symptomen kan geven. Men moet hierop vooral bedacht zijn na operaties, bedlegerigheid, in het kraambed en bij eerdere trombose of embolie. De diagnose kan alleen in het ziekenhuis gesteld worden. De behandeling gebeurt met antistollingsmiddelen.

Plotselinge pijn op de borst

> **Praktijksituatie**
> Mevrouw Blok (33 jaar) heeft plotseling pijn op de borst gekregen. Toen ze in de trein wilde stappen, had ze ineens het gevoel dat er iets knapte in haar borst. Daarna kon ze minder goed doorademen. Heel eng!

pneumathorax — Bij een pneumothorax ontstaat er op een zwakke plek van het longvlies een lek, waardoor lucht uit de luchtwegen tussen het binnen- en buitenblad van de longvliezen (pleura) komt. Een deel van de long klapt ineen. Het geeft plotselinge pijn en kortademigheid. Bij behandeling van pneumothorax kan een drain worden geplaatst die tussen de vliezen van de pleura uitmondt, waardoor de lucht kan ontsnappen. Er kan een pomp op de drain worden aangesloten om de lucht weg te zuigen. De drain moet blijven zitten tot de long genezen is (duurt vaak langer dan twee dagen).

Slokdarmkramp (refluxoesofagitis)

De slokdarm vormt de verbinding tussen de mond en de maag. Doordat de spieren van de slokdarm van boven naar beneden samentrekken, wordt het voedsel naar de maag getransporteerd. Soms is er een gaatje in het middenrif, waardoor de natuurlijke afsluiting van de slokdarm niet meer goed werkt. Daardoor kan *zuurbranden* — maagzuur terugstromen in de slokdarm (zuurbranden). Het zuur irriteert de slokdarm en die reageert met krampachtig samentrekken. De pijn reageert soms op het gebruik van nitroglycerine ('tabletje of spray onder de tong'), waardoor er vaak ten onrechte wordt gedacht aan angina pectoris. De klachten van slokdarmkramp zijn onschuldig, maar kunnen erg hinderlijk zijn.

Pijn op de borst door psychische oorzaken

> **Praktijksituatie**
> Mirjam El Bezaz (27 jaar) zit voor een tentamen. Ze belt in paniek op en vertelt dat ze zo'n pijn op de borst heeft. Haar mond is droog, haar linkerarm prikkelt. Ze is bang dat ze een hartinfarct krijgt.

Pijn op de borst kan ook door spanning, angst of paniek ontstaan. Dit komt het meest voor bij jonge mensen (jonger dan 30 jaar). Door de spanning is het zenuwstelsel in verhoogde staat van paraatheid om te kunnen 'vluchten of vechten'. Het lichaam wil extra zuurstof verzamelen om de angstige situatie aan te pakken of *hyperventileren* — te ontvluchten. De patiënt gaat daardoor sneller ademen: hyper-

ventileren. Door dat snelle ademen wordt extra koolzuurgas uitgeademd. Door de verhoogde zenuwactiviteit en het versnelde ademhalen kunnen de volgende verschijnselen ontstaan:
- pijn of beklemming op de borst;
- hartkloppingen;
- kortademigheid;
- een droge mond;
- prikkelingen rond de mond en in handen en voeten;
- licht gevoel in het hoofd, duizeligheid;
- transpireren.

De patiënt is al angstig en legt deze verschijnselen verkeerd uit: hij denkt dat hij het aan zijn hart heeft of een hartinfarct krijgt. De angst neemt daardoor nog meer toe en de verschijnselen worden alleen maar erger.
De behandeling bestaat uit geruststellen, uitleggen hoe het werkt en eventueel rustgevende medicatie.

Triage

U1 EN U2

Een patiënt met pijn op de borst en shockverschijnselen (bleek zien, zweten, misselijkheid of braken en neiging flauw te vallen) is een levensbedreigend toestandsbeeld! De huisarts moet meteen naar de patiënt toe en, als dat zo afgesproken is, ook de ambulance dient te worden ingeschakeld. Verder is acute pijn (korter dan twaalf uur geleden ontstaan) ook een levensbedreigend toestandsbeeld. Vaak is er hevige pijn die snel erger wordt, een beklemmend gevoel geeft en uitstraalt naar de kaken en een arm.
Pijn midden op de borst die niet acuut is (dus langer dan twaalf uur bestaat), is aanleiding voor iets minder spoed: de huisarts kan nog even het consult waar hij mee bezig is, afmaken.
Hevige pijn op de borst, of de pijn nou in het midden zit of niet, is altijd reden voor een spoedvisite of consult (U2).

U3 EN U4

Pijn die vastzit aan de ademhaling en pijn die uitstraalt naar arm of rug, is reden voor een consult binnen enkele uren. Dat geldt ook voor elke borstpijn die snel erger wordt of beklemmend is.
Pijn op de borst die niet met één vinger is aan te wijzen, is een slechter teken, zeker als de patiënt al eens een hartinfarct heeft gehad of bekend is met angina pectoris; of als de patiënt diabetes heeft. Deze patiënten laat je binnen enkele uren komen (U3).
Als de patiënt geen coronair lijden in de voorgeschiedenis heeft, en geen diabetes, en hij belt je vanwege pijn op de borst (die niet met één vinger is aan te wijzen), laat je hem dezelfde dag op het spreekuur komen (U4).
Adviseer de patiënt om tot het contact met de dokter rustig te blijven zitten en zich niet in te spannen. Als de patiënt gewend is om nitroglycerine te gebruiken, moet hij dat nu ook doen.

U5: ADVIES

Als de patiënt pijn op of in de borst heeft en die pijn verandert met het aannemen van een andere houding, is er waarschijnlijk sprake van spierpijn. De assistent kan dan rust adviseren aan de patiënt, en warmte voor de spieren. De patiënt kan paracetamol tegen de pijn innemen.

25 Rugpijn

Als patiënten last hebben van de rug, gaat het meestal om pijn laag in de rug. De pijn is soms hevig, maar in de meeste gevallen heeft lagerugpijn geen ernstige oorzaak. Dat betekent dat de pijn meestal vanzelf weer overgaat. Het grootste gedeelte van de bevolking heeft ten minste eenmaal in z'n leven te maken met lagerugpijn zonder dat er een duidelijke oorzaak voor aan te wijzen is ('aspecifiek' heet dat in medische termen).

Praktijksituatie
Mevrouw Jansen belt op. Ze vertelt dat haar echtgenoot (40 jaar oud) pijn heeft in zijn onderrug. Over het algemeen is hij niet zo'n tuinder, maar gisteren heeft hij geprobeerd de tuin om te spitten. Al snel moest hij ermee ophouden door forse pijn in de rug. Hij kon zich nauwelijks nog bewegen; nu gaat het ietsje beter. Hij heeft nooit eerder last van zijn rug gehad. Mevrouw had graag dat de huisarts kwam kijken.

Wat is het?

lagerugpijn

Rugpijn is dus meestal lagerugpijn, dat wil zeggen: pijn in het gebied tussen de onderste ribben en de billen. Soms is er ook pijn in één of beide bovenbenen. De pijn kan ontstaan na overbelasting, zoals een verkeerde beweging: bijvoorbeeld bukken en draaien tegelijkertijd. Patiënten noemen lagerugpijn zelf vaak 'spit'. Het is een situatie waarbij mensen ineens niet meer overeind kunnen komen en vreselijke pijn in de onderrug hebben. De oorzaak kan ook een verkeerde houding zijn.

Naast pijn is de onderrug ook stijf. Het ergste is echter de pijn: vaak zijn alle bewegingen vanuit de onderrug zo pijnlijk dat mensen bijna niet meer kunnen bewegen. Vaak dúrven ze ook niet meer te bewegen door de pijn. Toch is het goed dat de patiënt in beweging blijft. Hij moet natuurlijk geen marathon gaan lopen, maar helemaal stilzitten of -liggen is ook niet goed.

Is het ernstig?

Soms is rugpijn alarmerend. Vaak gaat het dan niet om lagerugpijn, maar om pijn die ergens anders vandaan komt, vanuit de buik bijvoorbeeld, en uitstraalt naar de rug. Vooral als er naast de pijn ook andere verschijnselen zijn, moet de patiënt door de huisarts worden onderzocht, al dan niet met spoed.

Hevige pijn, uitstraling naar de rug

buikaorta

Bij deze verschijnselen kan de patiënt een aneurysma hebben. Dan treedt er in de verwijde buikaorta een scheurtje op. Dat is levensbedreigend!

Hevige buikpijn

ontstekingsproces

Pijn in de buik en in de rug kan duiden op een ontstekingsproces. Laat de patiënt zijn temperatuur opnemen. De patiënt mag niet eten of drinken en moet zijn urine opvangen.

Rugpijn, uitstralend tot onder de knie

hernia

Dit soort pijn kan worden veroorzaakt door een hernia. Bij een hernia is sprake van een verschuiving of uitpuiling van een tussenwervelschijf. Het klachtenpatroon dat daardoor ontstaat, wordt een lumbosacraal radiculair syndroom genoemd. Vanuit het ruggenmerg in de wervelkolom lopen veel zenuwen. Als een tussenwervelschijf uitpuilt of verschoven is, drukt die bijna altijd op de radix (de zenuwwortel die uit het ruggenmerg komt). Bij een lumbosacraal syndroom voelt de patiënt meestal ook pijn in een been: we noemen dat 'uitstralende' pijn. Hoe erg die uitstralende pijn is, is afhankelijk van de zenuw waarop gedrukt wordt en hoe hard er op die zenuw wordt gedrukt. Kenmerkend voor een lumbosacraal syndroom is dat de pijn uitstraalt tot onder de knie. De pijn bij een lumbosacraal syndroom neemt toe door drukverhogingen, zoals bij hoesten, niezen of persen. In sommige gevallen kan de druk op de zenuwen verlammingsverschijnselen veroorzaken.

Patiënten met lumbosacraal syndroom kunnen de controle over de blaas verliezen (of ze kunnen juist niet plassen). Ze kunnen ook last krijgen van een doof gevoel of ongevoeligheid aan de binnenkant van de bovenbenen: een 'rijbroekanesthesie'.

Patiënt ouder dan 50 en voor het eerst rugpijn

Bij patiënten ouder dan 50 jaar is het risico op een kwaadaardig gezwel als oorzaak van rugpijn groter. Als iemand boven de 50 voor het eerst lagerugpijn heeft, moet de huisarts hem onderzoeken, zeker als de pijn er onafgebroken is, ook in rust, en de pijn 's nachts erger wordt. In een rugwervel kan een metastase zitten. Dat is een uitzaaiing van een kankergezwel ergens anders in het lichaam.

metastase

Bij patiënten met botontkalking kan de lagerugpijn worden veroorzaakt door een wervelfractuur. Soms weten patiënten niet eens dat ze osteoporose hebben en krijgen ze ineens een wervelfractuur. Vrouwen boven de 60 jaar lopen een groter risico op osteoporose, vooral als ze een laag lichaamsgewicht hebben of lang corticosteroïden hebben gebruikt. Aanwijzingen voor osteoporose zijn kleiner worden en een veranderde houding (gebogen houding).

osteoporose

Ziekte van Bechterew

Bij sommige mensen zijn de gewrichtjes tussen de wervels chronisch ontstoken. Door dit voortdurende ontstekingsproces worden na verloop van jaren de rug en de borstkas stijver en gaat de patiënt meer vooroverlopen. Dit heet de ziekte van Bechterew. Naast de klachten in rug en borstkas komen bij deze ziekte ook oogontstekingen voor, en soms ook gewrichtsontstekingen op andere plekken dan in de rug, en darmontstekingen.

ontstekingsproces

Een patiënt met de ziekte van Bechterew heeft vooral 's nachts en 's ochtends pijn in zijn onderrug. Bij mannen komt de ziekte tien keer vaker voor dan bij vrouwen. De eerste verschijnselen van deze ziekte krijgt de patiënt vaak al voordat hij 20 jaar oud is.

Rugpijn en koliekpijn

niersteenaanval

Bij de hevige koliekpijn van een niersteenaanval doet alles pijn, ook de rug. Kenmerkend voor een niersteenaanval is dat de patiënt niet stil kan zitten.

Rugpijn en koorts

ontsteking

Koorts én rugklachten betekent meestal dat de patiënt een aandoening heeft die niet in de rug zit, maar die hij wel in zijn rug voelt. Denk aan een ontsteking in de buik (nierbekken, darmen, baarmoeder enzovoort).

Triage

U1 EN U2

Als een patiënt hevige rugpijn heeft en/of er bestaat een vermoeden dat de patiënt een aneurysma heeft, dan moet de huisarts met grote spoed naar de patiënt toe. Hevige rugpijn hoeft dan misschien niet altijd levensbedreigend te zijn, het is altijd een spoedindicatie.

U3

Als een patiënt een rijbroekanesthesie heeft, ineens incontinent is of juist niet kan plassen, moet de huisarts hem onderzoeken en dezelfde dag naar de specialist verwijzen.

U4

Pijn bij het plassen en rugpijn is reden voor onderzoek dezelfde dag. Laat de patiënt urine meenemen. Rugpijn en uitval van een been zijn ook redenen om de patiënt binnen een paar uur te zien.

A5: ADVIES

Bij aspecifieke rugpijn mag je zelfzorgadvies geven. Leg uit dat er sprake is van overbelasting in de rug. Steeds de rugspieren aanspannen (wat onbewust kan gebeuren in stressvolle periodes) is ook een vorm van overbelasting. Warmte (een warme douche of een warm bad) kan helpen de rug wat beter te ontspannen, zodat patiënten gemakkelijker in beweging kunnen blijven. Door de rug te blijven bewegen (voorzichtig, niet overbelasten!), zal de pijn eerder verdwijnen. Bewegen met een pijnlijke rug kan geen kwaad en zal het natuurlijk herstel bevorderen. Alleen als bewegen nauwelijks mogelijk is, kan de patiënt één of twee dagen rust nemen. De patiënt kan pijnstillers innemen tegen de pijn, en dan niet zo af en toe, maar een week lang driemaal daags twee paracetamol tot viermaal daags twee paracetamol (de maximumdosering bij volwassenen is viermaal daags twee paracetamol). Door de pijnstillers regelmatig te gebruiken, is de patiënt sneller van de pijn af dan wanneer hij ze zo af en toe gebruikt.

Patiënten vragen nogal eens om een röntgenfoto. Wanneer de patiënt last heeft van aspecifieke rugklachten is het maken van een röntgenfoto zinloos. Het gaat om pijn vanuit structuren die je niet op een foto ziet; de röntgenfoto laat immers alleen maar botweefsel zien. Alleen wanneer er misschien sprake is van een wervelfractuur, zoals bij patiënten met mogelijke botontkalking (osteoporose), patiënten die kanker hebben (of kanker hebben gehad) of na een ongeval, heeft het zin om een röntgenfoto te laten maken.

Anderen willen graag naar de fysiotherapeut. Daar kun je tegenwoordig terecht zonder verwijzing van de huisarts. Fysiotherapie versnelt niet het herstel, maar kan effect hebben bij rugklachten die langere tijd aanhouden. De fysiotherapeut kan bijvoorbeeld houdingsadviezen geven en oefeningen voorschrijven. Die kunnen ook nieuwe periodes met rugpijn voorkomen.

De patiënt moet opnieuw contact opnemen als de pijn heviger wordt, of als de pijn langer dan een week duurt.

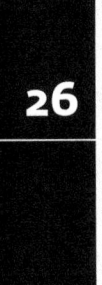

26 Suïcidaal

Een kort hoofdstuk over een vreselijk onderwerp: je krijgt een patiënt aan de telefoon of aan de balie die zelfmoord wil plegen. Wat een diepe pijn en verdriet zal er achter die mededeling schuilgaan. Hoe ga jij als doktersassistent daarmee om?

Wat is het?

zelfdoding

In plaats van het woord 'zelfmoord' gebruiken we tegenwoordig liever 'zelfdoding' of 'suïcide'. Iemand die suïcidaal is, wil zichzelf doden. Soms kondigt iemand dat aan en soms niet. Het klinkt misschien gek, maar het feit dat iemand met deze klacht je opbelt, geeft hoop. Het is namelijk een teken dat hij er nog over wil praten en dat je hem misschien kunt helpen. Maar ga er nooit van uit dat iemand die belt, zijn plan niet zal uitvoeren.

Wat is van belang?

Stel de patiënt de vraag: 'Waar bent u op dit moment?' Het is belangrijk dat je weet waar de patiënt is voor het geval hij al te veel slaapmiddelen heeft geslikt of de verbinding verbreekt. Neem de patiënt serieus. Bedenk dat het hem waarschijnlijk heel veel moeite heeft gekost om de huisartsenpraktijk te bellen.
Je reactie hangt een beetje af van de manier waarop iemand aankondigt dat hij zichzelf wil doden. Sommige mensen zullen zeggen: 'Het gaat heel slecht met mij' of iets dergelijks; bij anderen zal het je meteen duidelijk zijn dat ze met zelfdodingsplannen rondlopen.

zelfdodingsplannen

Hoe ze het ook aankondigen, een goede reactie van jou is: 'Ik begrijp dat u hulp nodig heeft. Kunt u daar iets meer over vertellen?' Probeer er een indruk van te krijgen of de patiënt ook anderen iets wil aandoen. Van belang is ook of de patiënt concrete plannen heeft en op welk moment hij belt: staat hij al op een hoog gebouw bijvoorbeeld? Dan schakel je meteen de politie in, of je laat een collega-assistent dat doen, terwijl jij het gesprek met de beller voortzet. Als je op een gegeven ogenblik de indruk krijgt dat je niet verder komt, laat dan de huisarts het gesprek overnemen.

Het kan ook zijn dat er iemand anders belt die in de buurt is van iemand die zichzelf wil doden. Die wil (of kan) natuurlijk geen uitgebreid verhaal vertellen. Stel dan vragen waarop hij korte antwoorden kan geven: gesloten vragen die de beller met 'ja' of 'nee' kan beantwoorden. De vragen die je moet stellen, vind je in de NHG-TriageWijzer achter tabblad Suïcidaal in het gedeelte Neurologie/Psychiatrie.

Aanleidingen

Iemand die zichzelf wil doden, is diep wanhopig door bijvoorbeeld verdriet, angst, diepe pijn, veranderingen in zijn leven waar hij niet mee om kan gaan enzovoort.

Als er echt concrete plannen zijn, is het gevaar groot dat de patiënt zijn plan zal uitvoeren. Het gevaar voor herhaling is groot bij patiënten die al eens eerder een poging ondernomen hebben; zij zijn namelijk al eerder over een drempel gestapt.

depressie Bij sommige ziektebeelden bestaat een groter risico op zelfdoding, bijvoorbeeld bij depressie. Een patiënt met depressie is lange tijd somber en kan al langere tijd nergens meer plezier aan beleven. Dat is dus wat anders dan mensen die gedurende korte tijd in een dip zitten. Bij depressie komen zelfdodingsgedachten vaak voor. Er bestaan medicijnen tegen depressie. Deze medicijnen heffen de grauwsluier op, maar dat kan ook weleens een verkeerde uitwerking hebben. Soms komt het in de eerste weken van medicijngebruik voor dat ook het al langer bestaande plan tot zelfdoding helderder wordt en dat de patiënt het ineens aandurft om zichzelf te doden.

borderline-persoonlijkheidsstoornis Ook bij patiënten met een borderlinepersoonlijkheidsstoornis komt zelfdoding vaker voor. Een patiënt met een borderlinepersoonlijkheidsstoornis vertoont sterke wisselingen in stemmingen, gedachten en gedrag. Patiënten met deze stoornis zijn heel impulsief en denken zwart-wit: het ene moment is iets helemaal goed en het andere moment is hetzelfde compleet fout. Ze kunnen zeer heftig reageren, met woedeaanvallen, huilbuien enzovoort. Het is voor hen heel moeilijk om relaties te onderhouden.

Er zijn nog andere persoonlijkheidsstoornissen waarbij zelfdoding vaker voorkomt, bijvoorbeeld een antisociale persoonlijkheidsstoornis, zich uitend in een diep wantrouwen naar iedereen, mogelijk crimineel gedrag, geen spijtgevoelens, impulsief gedrag en directe behoeftebevrediging (meteen iets willen hebben en daar alles voor overhebben).

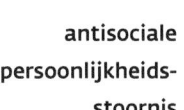
antisociale persoonlijkheidsstoornis

Triage

U1

Als de persoon die zichzelf wil doden al vlak voor de uitvoering van zijn plan staat, is natuurlijk de hoogste spoed vereist! Bel de politie (of laat iemand anders dat doen) en de ambulance (of eerst de ambulance, die dan zelf de politie inschakelt). Regel dat de huisarts meteen gaat.

U2

In jullie huisartsenpraktijk is waarschijnlijk wel besproken wat je moet doen als iemand een concreet plan heeft om zelfmoord te plegen. In elke huisartsenpraktijk moet bekend zijn welke crisisdienst er gebeld wordt en wanneer. Andere aanleidingen om de crisisdienst te bellen zijn de volgende omstandigheden:
- Familie en vrienden maken zich erg ongerust over iemand en denken dat hij zichzelf wil doden.
- De persoon die plannen heeft zichzelf te doden, wil vluchten.
- Er is alcohol- of drugsgebruik in het spel.

U3 EN U4

Iets minder spoed is de situatie waarin iemand wel een concreet plan heeft, maar er is iemand bij hem die op hem kan letten. Ook voor mensen die al eens eerder een poging tot zelfdoding hebben ondernomen, of pas gestart zijn met medicijnen tegen depressie is het nodig dat ze binnen een paar uur bij de geestelijke gezondheidszorg terechtkunnen. Tenminste, als het verantwoord is ze zo lang te laten wachten. Laat dat eventueel door de huisarts beslissen. Als er een kind in de buurt is van de persoon die zelfdodingsplannen heeft, moet ook vrij snel de crisisdienst worden gewaarschuwd. Als er een patiënt belt van wie al langer bekend is dat hij met zelfdodingsplannen rondloopt, en hij wil daar over praten, geef je hem dezelfde dag een afspraak. Maar dat kan alleen als er geen reden is om met meer spoed te handelen.

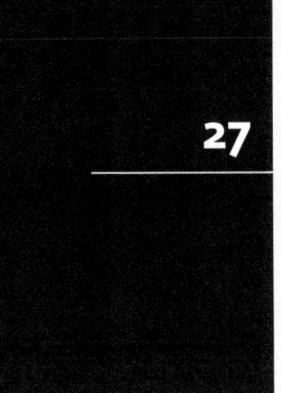

27 Urinewegproblemen

Urinewegproblemen is een brede term voor allerlei aandoeningen van de urinewegen. In de praktijk zie je natuurlijk het vaakst klachten van urineweginfecties. Patiënten noemen het vaak 'blaasontsteking': de hinderlijke aandoening waarbij ze veel kleine beetjes plassen, pijn hebben bij het plassen enzovoort.

Wat is het?

Onder urinewegproblemen vallen meer aandoeningen dan alleen urineweginfectie. We zullen er in dit hoofdstuk dieper op ingaan.

Is het ernstig?

Klachten van de urinewegen zijn zelden ernstig, wel heel vervelend. Bijkomende symptomen kunnen erop wijzen dat er meer aan de hand is dan een ongecompliceerde urineweginfectie.

Klachten bij het plassen met hevige buikpijn

spoed

Hevige buikpijn is een reden voor spoed. Hevige buikpijn en urinewegproblemen wijzen op een niersteenaanval.

Klachten bij het plassen en koude rilling

nierbekken-
ontsteking

De patiënt kan een nierbekkenontsteking hebben. Naast de bekende klachten van een blaasontsteking komen bij een nierbekkenontsteking (hoge) koorts, koude rillingen, pijn onder in de rug, algehele malaise en soms ook misselijkheid en braken voor. Het gaat bij een nierbekkenontsteking om een infectie van het weefsel om de nier heen. Die ontsteking moet met een antibioticum worden behandeld. Als de ontsteking niet wordt behandeld, kan een ernstig ziektebeeld ontstaan. De bacteriën kunnen de bloedbaan binnendringen, zich daar vermeerderen en zo urosepsis veroorzaken. Dat kan levensbedreigend zijn.

urosepsis

Een slecht of niet-behandelde nierbekkenontsteking die chronisch verloopt, kan op den duur tot nierfunctiestoornissen en/of een te hoge bloeddruk leiden.

Niet kunnen plassen (urineretentie)

prostaat

Urineretentie is vaak een gevolg van een vergrote prostaat of een ontstoken prostaat, maar de oorzaak kan ook ergens anders in de urinewegen liggen. Vaker dan helemaal niet meer kunnen plassen, komt bij mannen voor dat het plassen moeilijk gaat: de urinestraal komt niet goed op gang, er is een zwakkere straal, de aandrang om te plassen kan plotseling erg sterk zijn, ze kunnen vaak niet goed uitplassen en ze moeten vaker plassen.

Ongecompliceerde urineweginfectie

Klachten tijdens het plassen duiden meestal op een urineweginfectie. Meestal is er sprake van kleine beetjes plassen, pijn bij het plassen en een branderig gevoel. Soms zit er bloed in de urine en soms is er pijn onder in de buik.

vrouwen vaker

Vrouwen hebben vaker een urineweginfectie dan mannen, waarschijnlijk omdat vrouwen een korte plasbuis (urethra) hebben. Daardoor kunnen bacteriën eerder in de blaas komen dan bij mannen. Bij de meeste vrouwen gaan urineweginfecties vanzelf weer over. Eigenlijk hoeven ze geen medicijnen te gebruiken, maar dat is toch vaak wel aan te raden in verband met de hinderlijkheid van de klachten; met medicijnen zijn ze eerder van de klachten af. Het heeft geen zin om te onderzoeken waar de urineweginfectie vandaan komt. Bij vrouwen die vrij vaak een urineweginfectie hebben (meer dan drie keer per jaar), heeft het wel zin om te onderzoeken of er onderliggende oorzaken zijn.

Gecompliceerde urineweginfecties

Anders dan bij ongecompliceerde urineweginfecties zijn bij gecompliceerde urineweginfecties lichamelijk onderzoek en urineonderzoek wel noodzakelijk. We spreken van 'gecompliceerde urineweginfecties' bij infecties waarbij duidelijk meer aan de hand is dan een onschuldige urineweginfectie en bij urineweginfecties bij patiënten uit risicogroepen.

DUIDELIJK MEER AAN DE HAND

zieker

Bacteriën die een urineweginfectie veroorzaken, stoppen soms niet bij de urinewegen. Soms infecteren ze ook weefsels in de buurt van de urinewegen. De infectie kan zich uitbreiden naar de nier (pyelonefritis) of de prostaat (acute prostatitis) of naar het nierbekken. In die gevallen voelt de patiënt zich een stuk zieker dan bij een ongecompliceerde urineweginfectie. Hij kan hoge koorts hebben, koude rillingen, misselijkheid en pijn in de flank (zijwand van de buik tussen de ribbenboog en het heupbeen).

RISICOGROEPEN

Risicogroepen zijn mannen, zwangere vrouwen, kinderen en patiënten met afwijkingen aan de nieren of urinewegen, een verminderde weerstand of met een verblijfskatheter. (Een verminderde weerstand hebben patiënten met bijvoorbeeld diabetes of aids, patiënten die een chemokuur ondergaan of prednison gebruiken.)

mannen
Bij mannen met een urineweginfectie is verder onderzoek altijd noodzakelijk. Andere ziekten, bijvoorbeeld bijbalontsteking (epididymitis), ontsteking van de penis (de eikel: balanitis) of ontsteking van de plasbuis (urethritis) kunnen namelijk dezelfde klachten geven als urineweginfecties.

kinderen
Ook kinderen moeten worden onderzocht. De huisarts onderzoekt hen op eventuele aangeboren afwijkingen. Dat geldt zowel voor jongens als voor meisjes. Jongens worden vaak al na een eerste urineweginfectie voor onderzoek verwezen en meisjes als ze herhaaldelijk last hebben van urineweginfecties.

Klachten bij het plassen en genitale jeuk of ongewone afscheiding

soa Bij deze klachten kan er sprake zijn van een soa (seksueel overdraagbare aandoening).

Triage

u2

Klachten bij het plassen en hevige buikpijn is reden om met spoed te handelen. Dit geldt ook voor klachten bij het plassen terwijl de patiënt zich ziek voelt en koude rillingen heeft.

u3

Bij klachten bij het plassen gecombineerd met koorts is er meer aan de hand dan een ongecompliceerde urineweginfectie. Die patiënten laat je binnen een paar uur op het spreekuur komen. Datzelfde geldt voor patiënten die een urinekatheter hebben van wie de katheter verstopt zit. En mannen die niet meer kunnen plassen, laat je natuurlijk ook niet lang wachten.

u4

Alle patiënten die tot risicogroepen behoren en een gecompliceerde urineweginfectie lijken te hebben, laat je dezelfde dag op het spreekuur komen. Dat zijn dus kinderen, mannen en zwangere vrouwen. Klachten bij het plassen en genitale jeuk of vreemde afscheiding uit penis of vagina, is ook een reden voor een bezoek aan de dokter, liefst dezelfde dag.
Bloed in de urine is voor de patiënt vaak een alarmerend teken. Dat hoeft helemaal niet, maar heel soms is het een teken van een kwaadaardige aandoening.

U5: ADVIES

Alleen verder gezonde, niet-zwangere vrouwen die een urineweginfectie lijken te hebben, mag je zelfzorgadvies geven. Vertel ze dat ze veel moeten drinken ('dat spoelt lekker door') en dat ze ervoor moeten zorgen dat ze de blaas goed leegplassen. Als ze dat willen, kan de huisarts een recept voor een antibioticumkuur uitschrijven. Het hoeft niet, want de infectie geneest ook zonder medicijnen (maar de klachten zijn zo hinderlijk dat mensen met urineweginfecties meestal wel medicijnen willen).

Het kan voorkomen dat vrouwen urineweginfecties krijgen na het vrijen. Geef ze de tip om na het vrijen direct te plassen en een paar glazen water te drinken om zo te proberen een urineweginfectie te voorkomen.

Vrouwen die vaker een urineweginfectie hebben, kunnen cranberryproducten gebruiken. Onderzoek lijkt erop te wijzen dat deze producten urineweginfecties kunnen voorkómen; ze werken niet als de vrouw al een urineweginfectie heeft.

> **Kader 27.1 Onderzoek van de urine**
> Onderzoek kan alleen goed worden uitgevoerd als er sprake is van verse urine. Bacteriën in de urine kunnen namelijk heel snel groeien. Bacteriën die in het potje in de urine groeien, geven misschien een 'vals-positieve' uitslag: je denkt op grond van het onderzoek dat iemand een urineweginfectie heeft, terwijl dat niet zo is.
> De urine moet binnen twee uur worden nagekeken. Als dat niet kan, moet de urine tot het tijdstip van onderzoek in de koelkast worden bewaard. Dat houdt in dat de patiënt zelf het flesje met urine in de koelkast zet totdat hij het naar de praktijk brengt, en dat de assistent het in de praktijk in de koelkast zet totdat het onderzocht kan worden.
> Bij de apotheek en drogist kunnen speciale urinepotjes worden gekocht. Een schoon flesje of jampotje gebruiken kan ook.
> Bij heel jonge kinderen die nog niet op verzoek kunnen plassen, kunnen 'plaszakjes' worden gebruikt. Die kun je ook kopen bij apotheek en drogist. Het zijn plastic zakjes met bovenin een ovaalvormige opening. Het zakje kan tussen de beentjes van het kind worden geplakt om zo de urine op te vangen. Het

beste kan elke tien minuten worden gecontroleerd of het kind al geplast heeft. De urine die zich in het zakje verzamelt, kan worden overgegoten in een potje of flesje.

Waarschijnlijk is in de praktijk waar je werkt, afgesproken dat patiënten vóór een bepaald tijdstip hun urine moeten brengen. Alle urines kunnen dan in één keer worden nagekeken. Dat is het meest efficiënt.

28 Vergiftiging (intoxicatie)

- Een jong kind drinkt uit een fles schoonmaakmiddel of neemt pijnstillers in die eruitzien als snoepgoed.
- Een jonge vrouw neemt al haar slaappillen tegelijk in om 'eindelijk eens rust' te hebben.
- Een man ademt een hoge dosis giftige damp in op zijn werk.
- Een oudere man krijgt ademhalingsproblemen door brand in zijn keuken.

Dit zijn allemaal voorbeelden van vergiftiging.

Wat is het?

Vergiftigingen kunnen per ongeluk of met opzet gebeuren. Meestal weet de patiënt of iemand uit de directe omgeving wel wat er gebeurd is. Soms ontstaan bij iemand plotseling klachten van misselijkheid, braken, buikpijn, duizeligheid, kortademigheid of zelfs bewusteloosheid, stuipen en verwardheid, zonder enige verklaring. In dat geval moet ook aan een vergiftiging gedacht worden.
Giftige stoffen, zoals huishoudelijke middelen (schoonmaakmiddelen, bleekwater, terpentine, benzine), geneesmiddelen, drugs, chemicaliën en bestrijdingsmiddelen, kunnen **ingeslikt** worden. Ook kunnen giftige stoffen worden **ingeademd**, zoals gassen, dampen of drugs, of via huid, ogen of injectie (drugs) in het lichaam komen.
Bij kinderen tot 4 jaar gaat het meestal om geneesmiddelen (65%) en minder vaak om huishoudproducten (20%). Bij volwassenen vormen de mensen die zichzelf opzettelijk vergiftigen of een poging tot **zelfdoding** met geneesmiddelen doen een aparte groep. Daarnaast kunnen in deze leeftijdsgroep chemicaliën, bestrijdingsmiddelen, geneesmiddelen en drugs een vergiftiging veroorzaken. Bij

ouderen is meestal sprake van onopzettelijke vergiftiging door geneesmiddelen.

Op alle leeftijden kan koolmonoxidevergiftiging voorkomen, bijvoorbeeld door een slecht werkende geiser of houtkachel. Dit geldt ook voor giftige gassen en dampen die bij branden of rampen vrijkomen.

Het op de huid of in de ogen komen van bijtende en giftige stoffen kan ook op elke leeftijd voorkomen.

Is het ernstig?

Deze vraag kan zonder meer met 'ja' beantwoord worden. Sommige stoffen brengen (blijvende) schade toe aan het lichaam. En als iemand, bewust of onbewust, stoffen binnenkrijgt die daar niet voor bedoeld zijn, ook al brengen ze niet veel schade aan, is dat ook een alarmerend teken. Er moeten dan maatregelen worden getroffen om te voorkomen dat het nog een keer kan gebeuren.

Gifwijzer Elke huisartsenpraktijk moet beschikken over de Gifwijzer. Die is bij de apotheek verkrijgbaar en te vinden op www.gifwijzer.nl. Op de Gifwijzer staan de eerstehulpadviezen die je de patiënt kunt geven. De patiënt kan beginnen met deze adviezen uit te voeren. Daarna volgt contact met de arts die het verdere beleid bepaalt.

> **Kader 28.1 Nationaal Vergiftigingen Informatie Centrum**
> Vergiftiging is altijd een spoedgeval: de huisarts ziet de patiënt en zijn ouders/verzorgers/begeleider(s) direct. Bij stoffen die zijn ingeslikt, overlegt de huisarts of zijn assistent met het Nationaal Vergiftigingen Informatie Centrum, tel. 030 2748888, www.vergiftingen.info. Op deze site kun je analyseren hoe erg een acute vergiftiging is. De website leidt je door zeven stappen heen. Eerst wordt gevraagd om de noodzakelijke informatie over de patiënt (o.a. leeftijd en gewicht) en de blootstelling (o.a. het product en de producthoeveelheid) in te voeren. Daarna krijg je informatie over het te verwachten klinisch beeld, over de ernst van de vergiftiging en de mogelijke therapieën, gebaseerd op de in het product aanwezige giftige onderdelen. Over elke giftige component kun je achtergrondinformatie

raadplegen. Met behulp van de beschikbare informatie kun je zelf bepalen welke behandeling ingezet dient te worden. Het loont dus de moeite om je alvast voor deze website aan te melden. Dan kun je snel van de website gebruikmaken op het moment dat je hem acuut nodig hebt.

Je kunt ook bellen: 030 2748888. Dan willen ze het volgende weten:
- leeftijd van de patiënt;
- lichaamsgewicht van de patiënt;
- naam van de stof;
- hoeveel van de stof is ingenomen;
- wanneer de stof is ingenomen;
- of de patiënt bewusteloos is of andere verschijnselen heeft;
- wat er al is gedaan (drinken, braken, Norit).

Vergiftigingen bij kinderen

geneesmiddelen

De helft van alle vergiftigingen komt voor in de groep kinderen tot 4 jaar. Meestal komt het door geneesmiddelen, zoals slaapmiddelen of kalmerende tabletten. Pillen die eruitzien als snoepgoed (bijvoorbeeld de pijnstiller ibuprofen en ijzerpillen), zijn ook in trek. Of het gaat om een veelgebruikte pijnstiller, zoals paracetamol. Minder vaak worden schoonmaakmiddelen ingenomen. De verschijnselen zijn meestal mild, zoals misselijkheid, braken en buikpijn. Soms wordt het kind erg ziek met sufheid, bewusteloosheid, stuipen of verwardheid.

Het aantal vergiftigingen bij kinderen is afgenomen sinds de invoering van kindveilige verpakkingen en sluitingen van geneesmiddelen en schoonmaakmiddelen. Preventie loont in dit geval dus zeer zeker de moeite.

Kader 28.2 Ongevaarlijke en gevaarlijke producten

Ongevaarlijke producten
Ongevaarlijke producten geven hooguit misselijkheid, braken en buikpijn. In zulke gevallen is er geen behandeling nodig. De volgende producten zijn ongevaarlijk:
- inkt van balpen, vulpen en viltstift;

- cosmetica, zoals cacaoboter, bodymilk en babycrème, hand- en gezichtscrème, lippenstift en -balsem, mascara en oogschaduw;
- gum;
- kaarsen;
- kleikorrels (planten);
- krijt;
- behanglijm, witte papierlijm;
- lucifers;
- schoensmeer;
- silicagel;
- stijfsel;
- waterverf.

Schadelijke producten
Producten die door inslikken in het lichaam komen, kunnen we verdelen in bijtende stoffen en niet-bijtende stoffen.

- Voorbeelden van bijtende stoffen zijn vaatwasmachinemiddelen, gootsteenontstoppers, toiletreinigers en ammonia. Deze producten veroorzaken een brandend gevoel aan de lippen, mond en keel, slokdarm en maag. *[bijtende stoffen]*
- Niet-bijtende stoffen zijn bijvoorbeeld giftige planten, paddenstoelen, medicijnen, sigaretten, peuken en nicotinekauwgum. *[niet-bijtende stoffen]*

Stoffen die van aardolie zijn afgeleid (aardoliedestillaten), zijn ook schadelijk. Dat zijn bijvoorbeeld terpentine, wasbenzine, lampolie en petroleum.

Vergiftigingen bij volwassenen

Praktijkvoorbeeld
De heer Kilicoglü (33 jaar) werkt in een fabriek waar verfproducten worden gemaakt. Vanochtend is op zijn afdeling brand uitgebroken waarbij giftige gassen en dampen zijn vrijgekomen. Aanvankelijk had hij nergens last van. Nu, in het begin van de middag, wordt hij toenemend kortademig en gaat hij hoesten en piepen. Kan de huisarts met spoed komen?

chemicaliën Volwassenen kunnen chemicaliën die gebruikt worden op de werkvloer inslikken, inademen of in hun ogen krijgen. De verschijnselen kunnen licht zijn: hoofdpijn, duizeligheid, misselijkheid, braken en buikpijn. De luchtwegen kunnen geprikkeld worden, wat kan leiden tot een verstopte neus of hoesten. Het kan ook ernstigere gevolgen hebben: bewusteloosheid, stuipen en verwardheid. Als de luchtwegen door gassen of dampen ernstig geprikkeld worden, kan direct of na enige uren kortademigheid ontstaan. Wees dus altijd bedacht op een vertraagde reactie (na enige uren) na het inademen van giftige dampen of gassen.

Loog, zuur of kalk in het oog

Vooral loog kan ernstige schade toebrengen aan het oog. Loog zit bijvoorbeeld in reinigingsmiddelen en gootsteenontstopper. Als iemand loog, zuur of kalk in zijn ogen krijgt, moet hij meteen het oog **spoelen** spoelen met lauw kraanwater (niet te warm, want heet water brengt ook schade aan het oog toe). Spoel minstens vijftien minuten lang. Dat gaat als volgt:
- De patiënt kan het beste zijn hoofd in een bak lauw water stoppen, het aangedane oog aan de onderkant. Hij moet de oogleden goed uit elkaar trekken en met het hoofd heen en weer bewegen.
- Een andere manier: de patiënt houdt het hoofd onder de kraan en kijkt in de straal, hoe moeilijk dat ook is.
- De patiënt kan een lege, schone fles vullen met lauw water en deze leeggieten in zijn oog.
- Als de patiënt contactlenzen draagt, moet hij de lenzen uit zijn ogen halen. Hij mag ze pas weer dragen als zijn oog volledig hersteld is.

Vergiftigingen bij ouderen

> **Praktijkvoorbeeld**
> Mevrouw Driessen is 76 jaar. Zij heeft van de huisarts pijnstillers (diclofenac) gekregen voor haar pijnlijke heupgewrichten. Ze kreeg wel last van zuurbranden, maar vond het niet nodig daarvoor de praktijk te bellen. Maar vanochtend is ze erg geschrokken van pikzwarte, stinkende ontlasting. Haar man

vindt haar er ook wat bleekjes uitzien. Moet ze zich zorgen maken?

overdosering Bij oudere patiënten gaat het bij vergiftigingen vooral om overdosering van middelen tegen hoge bloeddruk of hart en -vaatziekten. De patiënt slikte misschien al langer dezelfde medicijnen en ineens was het te veel en ontstond er een overdosering. Slaapmiddelen, rustgevende medicijnen en middelen tegen depressie worden in deze leeftijdsgroep geregeld voorgeschreven en kunnen tot vergiftiging leiden. Pijnstillers worden ook veel gebruikt.

Lichte verschijnselen van vergiftiging kunnen zijn: duizeligheid, misselijkheid en braken. Ernstiger wordt het als de patiënt flauwvalt, bewusteloos raakt, stuipen vertoont of verward raakt. Een gevreesde bijwerking van pijnstillers is een maagbloeding. Dan is er vaak pikzwarte, stinkende ontlasting. Paracetamol heeft deze bijwerking niet.

Vergiftiging via de longen

Praktijkvoorbeeld
De heer Paans (81 jaar) woont op zichzelf in een oud, klein huisje. Zijn dochter komt elke ochtend even bij hem op de koffie. Ze treft hem nu ziek aan. Hij klaagt over hoofdpijn, hij loopt als een dronkenman en wordt steeds suffer. Zijn gezicht heeft een hoogrode kleur. Het is buiten koud en alle ramen zitten potdicht. De dochter belt met spoed naar de praktijk.

Een slecht werkende gasinstallatie (bijvoorbeeld een gaskachel of een geiser) kan koolmonoxidevergiftiging veroorzaken. Koolmonoxide bindt zich aan de bloedkleurstof hemoglobine die normaal zuurstof bindt en vervoert. De patiënt krijgt last van hoofdpijn, duizeligheid, misselijkheid en braken. Daarna wordt hij verward, gaat lopen als een dronkenman en raakt bewusteloos. Het gezicht krijgt vaak een hoogrode kleur.

luchtwegen Ook andere stoffen kunnen schade veroorzaken aan de luchtwegen. De luchtwegen raken meteen geprikkeld door inademing van bijvoorbeeld chloor, ammoniak, zoutzuur; er zijn ook stoffen waarbij de reactie pas later optreedt.

Vergiftiging door alcohol of andere middelen

Steeds vaker komt in het nieuws dat pubers en jongvolwassenen zoveel drinken dat ze in een coma raken. Ook voordat een coma optreedt door te veel alcohol, kan er al schade zijn toegebracht. Als mensen te veel drinken, kunnen ze de volgende verschijnselen krijgen: braken, stoornissen in het zien, verwardheid, onrust, 'met dubbele tong praten', langzamer gaan ademen, te lage bloeddruk en te laag bloedsuikergehalte. Niet direct omstandigheden om met spoed te handelen, maar wel tekenen dat de drinker inmiddels genoeg alcohol binnengekregen heeft.

delirium tremens   Alcoholisten die stoppen met drinken, kunnen na ongeveer drie dagen last krijgen van hevig zweten en trillen of een delirium tremens (zie ook: Vreemd gedrag).

Ook drugs (hasj, marihuana enzovoort) kunnen voor allerlei vergiftigingsverschijnselen zorgen. Cocaïnegebruik vergroot bijvoorbeeld het risico op een hartaanval of herseninfarct.

Triage

U1

Met grote spoed wordt voor de volgende patiënten geregeld dat de ambulance naar de patiënt toegaat, aangezien er een levensbedreigende situatie kan ontstaan:
- Patiënten die een overdosis van middelen hebben ingenomen (korter dan 60 minuten na inname kan de maag nog leeggepompt worden).
- Patiënten die een etsende stof hebben ingenomen (zuur of base dat beschadigingen aanbrengt aan slijmvliezen) en kwijlen.
- Patiënten die zijn blootgesteld aan stoffen waarvan bekend is dat ze gevaarlijk zijn of gevaarlijke stoffen hebben ingeademd.
- Patiënten die landbouwgif hebben binnengekregen.
- Patiënten die pijn in hun borst hebben na cocaïnegebruik.

U2

Naar patiënten die zuur of loog hebben binnengekregen, wordt met spoed een ambulance gestuurd. Datzelfde geldt voor patiënten die langer dan 60 minuten geleden bijvoorbeeld te veel medicijnen hebben ingenomen. Als niet zeker is of de patiënt aan een gevaarlijke stof is blootgesteld, bel dan eerst het Nationaal Vergiftigingen Informatie Centrum. Als zeker is dat het om een gevaarlijke stof gaat, regel dan de spoedambulance.
Regel ook een spoedambulance voor patiënten die alcohol of drugs hebben gebruikt en apathisch zijn, pijn op/in hun borst hebben of hartkloppingen hebben.

U3

Als de patiënt een aardoliedistillaat (bijvoorbeeld terpentine, wasbenzine, lampolie en petroleum) of zeep heeft binnengekregen, is dat reden voor een consult binnen enkele uren. Laat de patiënt niet braken, en hij mag niet gaan liggen.
Hetzelfde geldt voor een overdosis geneesmiddelen waarvan bekend is dat ze niet giftig zijn (bel dus eerst met het Nationaal Vergiftigingen Informatie Centrum).

29 Vreemd gedrag

Als iemand ineens heel vreemd doet of in de war raakt, is dat bijzonder beangstigend voor de omgeving. Verwardheid kan diverse oorzaken hebben. Sommigen denken dat het alleen bij psychiatrische patiënten voorkomt, maar dat is niet zo. Lees de praktijksituatie maar eens.

Wat is het?

diverse oorzaken

Op deze vraag bestaat geen eenvoudig antwoord. Vreemd gedrag kan diverse oorzaken hebben. Als verwardheid vrij plotseling ontstaat en samengaat met sufheid, sterke beweeglijkheid en iets (beangstigends) zien wat andere mensen niet zien, is er meestal sprake van een lichamelijke oorzaak. Vreemd gedrag of verwardheid kan ook wijzen op een ernstige psychische ziekte, zoals schizofrenie of manisch-depressieve psychose. Het kan ook ontstaan na een schokkende ervaring.

Is het ernstig?

Deze vraag kan met 'ja' beantwoord worden. Als een persoon zich vreemd gedraagt, is dat op zijn minst beangstigend voor de mensen in zijn omgeving. Die worden misschien bang, omdat ze niet weten wat er gaat gebeuren; of ze worden erg ongerust omdat ze niet weten wat de oorzaak is van het vreemde gedrag. We geven eerst wat uitleg over verschillende vormen van vreemd gedrag.

Plotseling vreemd gedrag bij ouderen

Praktijksituatie
Meneer De Groot (74 jaar) voelt zich al een tijdje niet zo lekker. Grieperig, dacht hij. Vandaag blijft hij een dagje in bed. 's Avonds belt zijn vrouw de huisartsenpost. 'Kan er gauw een dokter komen,' roept ze, 'mijn man doet zo raar. Hij is erg onrustig en zegt steeds dat hij weg moet vluchten.'
Een huisarts gaat met spoed naar meneer De Groot. Meneer De Groot bleek al een tijd niet te kunnen plassen. Na een paar dagen was meneer De Groot weer zijn normale zelf.

delier Meneer De Groot had een delier. Een acuut optredende verwardheid ofwel een delier wordt veroorzaakt door een medische aandoening die gevolgen heeft voor het fysiologisch evenwicht in het lichaam. Factoren die acuut optredende verwardheid kunnen veroorzaken of aan het ontstaan ervan kunnen meewerken, zijn:
- bedrust;
- afhankelijkheid;
- urineretentie of obstipatie;
- stoornissen in slaap-waakritme;
- medicijnen;
- te weinig prikkelingen van de zintuigen of juist overprikkeling (overbelasting) van de zintuigen;
- stress rond bijvoorbeeld een ziekenhuisopname of overlijden van een naaste;
- hevige pijn.

Soms maakt een patiënt een aantal kleine CVA's door die nauwelijks opgemerkt worden. Vrij plotseling kan dan als het ware een drempel overschreden worden en ontstaat een delier.

Delier

Niet alleen ouderen kunnen een delier krijgen. Er zijn nog andere risicogroepen voor een delier, namelijk patiënten met:
- een hersenbeschadiging in de voorgeschiedenis (door welke oorzaak dan ook);

- gebruik/misbruik van alcohol, drugs of medicijnen;
- delieren in de voorgeschiedenis;
- dementie, bijvoorbeeld ziekte van Alzheimer, parkinson-dementiecomplex;
- reeds bestaande of vroegere psychiatrische stoornissen zoals psychosen en depressies;
- zelfverwaarlozing;
- ernstige visus- en/of gehoorstoornissen;
- lever- en/of nierfunctiestoornissen, uitdroging, slechte voedingstoestand;
- hart- of longaandoening;
- infecties, tumoren.

Ook gebruik van drugs of alcohol, medicatie of vergif kan een delier veroorzaken. Door langdurig alcoholmisbruik gaat een patiënt slechter eten en krijgt hij onder andere vitaminetekorten. Deze combinatie kan leiden tot een delier. Naast verwardheid, sufheid, onrust en hallucinaties heeft de patiënt ook een dronkenmansloop en ziet hij dubbel.

Als een patiënt die veel drinkt plotseling stopt met alcohol kan hij na ongeveer 72 uur een epilepsieaanval of een delier krijgen. Het bijzondere van dit delier is dat het gepaard gaat met heftig trillen: **delirium tremens** delirium tremens. Dit is meestal een reden voor een spoedvisite.

> **Praktijksituatie**
>
> Mevrouw Van der Heide belt over haar zoon André (18 jaar). Hij is dit weekeinde naar een concert van Black Monday geweest. Sindsdien gaat het niet goed met André en vandaag, dinsdag, gaat het heel slecht met hem. Hij is suf en valt voortdurend in slaap. Tussendoor is hij heel onrustig en angstig en zegt hij rare dingen. Hij ziet dingen die er niet zijn en frutselt de hele tijd aan van alles. Opvallend is dat hij heel wijde pupillen heeft. Zijn moeder is erg ongerust en vraagt of de dokter wil langskomen.

drugs André bleek tijdens het concert een pilletje of twee genomen te hebben. Gebruik van drugs, zoals cocaïne, ecstasy, lsd, amfetamine, heroïne en cannabis, kan leiden tot een delier met zeer heftige onrust en angst. Dit kan overgaan in sufheid, bewusteloosheid, ademhalingsproblemen of ademnood. Een overdosis cocaïne leidt soms tot een hartinfarct. Opvallend zijn de heel kleine pupillen bij heroïnegebruik en juist wijde pupillen bij de andere drugs. Het kan levensbedreigend worden, omdat ernstige ademhalingsproblemen kunnen ontstaan.

Koortsdelier

En er is ook een vorm van delier die optreedt bij koorts.

Praktijksituatie
Saartje (3 jaar) ligt onrustig in bed met hoogrode wangen van de snel opkomende koorts (39,6°C). Ze plukt aan haar dekbedje en brabbelt iets, waarin haar moeder alleen het woord 'hondjes' kan onderscheiden.

Een delier kan veroorzaakt worden door het snel stijgen van de lichaamstemperatuur. Een koortsdelier is onschuldig en de meeste mensen weten dit. Het is zelden reden om een huisartsenpraktijk te bellen.

Psychose

wanen — Een psychose is een psychiatrisch toestandsbeeld waarbij de patiënt het normale contact met de werkelijkheid geheel of gedeeltelijk kwijt is. Patiënten met een psychose kunnen wanen en hallucinaties hebben. Ze horen bijvoorbeeld stemmen of zien beelden die anderen niet horen en zien. Vaak zijn ze erg achterdochtig. Ze denken bijvoorbeeld dat ze worden afgeluisterd of bespied, of dat ze worden opgejaagd of gevolgd. Ook slapen ze waarschijnlijk niet meer en hun gedachten schieten heen en weer of ze denken juist veel te langzaam. Ze kunnen ook verward spreken en schrijven. Zelfs als de gedachten van de patiënt samenhangend zijn, kan hij problemen hebben deze in taal te uiten. Ook kunnen er verstoorde emoties zijn, zoals lachen tijdens een begrafenis en plotseling emotioneel worden zonder enige reden. De patiënt heeft zelf niet in de gaten dat hij ziek is.

Praktijksituatie

Mevrouw Donkers (42 jaar) is sinds vanochtend volledig door het dolle heen. Ze is vreselijk opgewonden, loopt voortdurend in de kamer heen en weer, ze praat onophoudelijk en er is geen touw aan vast te knopen. Ze denkt dat ze Madonna is en maakt voortdurend wilde bewegingen. Meneer Donkers vraagt de dokter om hulp. Zijn vrouw heeft, net als haar moeder, ook regelmatig heel sombere periodes.

bipolaire stoornis — Als tijden van depressie zich afwisselen met manische periodes, spreken we van een bipolaire stoornis. In de manische fase kan iemand psychotisch worden. Omdat ook erfelijke factoren een rol kunnen spelen bij het ontstaan van een manisch-depressieve psychose, komt het voor dat meerdere familieleden deze aandoening hebben. Een spoedsituatie kan ontstaan als een patiënt in een depressieve fase met zelfdoding dreigt. Ook is er sprake van een spoedsituatie als de patiënt bijvoorbeeld ontzettend boos blijft en van alles wil vernielen, of als hij seksueel ontremd raakt en zich in het openbaar uitkleedt. De huisarts kan hier met medicatie en overwicht rust brengen. De psychiater neemt de behandeling meestal over en zal vaak medicijnen voorschrijven.

POSTPARTUMPSYCHOSE

Praktijksituatie

De heer Vermeulen belt op. Zijn stem klinkt angstig. Zijn vrouw is drie weken geleden thuis bevallen van een gezonde dochter. De borstvoeding wilde slecht lukken en de baby hield hen 's nachts wakker, maar verder ging alles eigenlijk goed, alleen was zijn vrouw angstig dat er iets met de baby aan de hand was. Nu is z'n vrouw echter helemaal in de war. Hij kon nog net de baby redden toen ze een kussen op het gezichtje van de baby wilde drukken.

Mevrouw Vermeulen kan een postpartumpsychose hebben. Moeders met een postpartumpsychose kunnen hun kind willen vermoorden. Het is belangrijk dat de moeder niet alleen gelaten wordt met het kind! Meestal treedt een postpartumpsychose binnen vier weken na de bevalling op, soms na enkele maanden. Het is een reden voor acute opname.

acute opname

Al bekend in de psychiatrie

Praktijksituatie
Henk (21 jaar) is drie jaar op stage geweest in de Verenigde Staten en is daarna langzaam veranderd. Hij zonderde zich af, ging niet meer met zijn vrienden op stap en had nergens meer plezier in. Uiteindelijk werd duidelijk dat hij de ziekte schizofrenie heeft. Hij kreeg daar medicijnen voor, en al een paar jaar gaat het goed met hem. Nu belt zijn moeder in paniek op, omdat Henk over het water wil gaan lopen. Hij zegt dat hij daar een opdracht voor heeft gekregen.

schizofrenie

De vroege verschijnselen van schizofrenie zijn: zich terugtrekken uit de vriendenkring, geen initiatieven meer nemen, futloos en gevoelsarm zijn. De patiënt kan zich vreemd gedragen en bizarre denkbeelden ontwikkelen, bijvoorbeeld dat hij de wereld moet redden. Vrij plotseling kan deze fase overgaan in een spoedeisende situatie, doordat de stemmen of de wanen erg bedreigend worden en heftige angst veroorzaken. Ook kan het gebeuren dat de stemmen de patiënt aanzetten tot gevaarlijk gedrag. Het treft mannen even vaak als vrouwen. Het komt dikwijls in de familie voor. Het begint sluipend tussen het 15e en 35e jaar. Patiënten hebben niet in de gaten dat ze ziek zijn. Een derde van de patiënten met de diagnose schizofrenie geneest volledig. Een derde blijft last houden, maar kan desondanks redelijk functioneren en een derde raakt door de ziekte ernstig geïnvalideerd.
Medicijnen kunnen ervoor zorgen dat de patiënten weer in meer of mindere mate een normaal leven kunnen leiden. De patiënt kan op een gegeven moment denken dat hij wel kan stoppen met de medicijnen omdat het zo goed gaat. En dan gaat het weer verkeerd: de patiënt wordt verward en raakt het contact met de werkelijkheid kwijt. Hij hoort vaak stemmen die er niet zijn (hallucinaties). Deze kunnen hem allerlei opdrachten geven en angstig maken.

Verwardheid bij diabetes

Bij zowel een te hoog (hyperglykemie) als een te laag (hypoglykemie) glucosegehalte in het bloed kan de patiënt zich vreemd gaan gedragen. Een hypoglykemie ('hypo') is een te lage bloedglucosespiegel (< 3,5 mmol/l), met als mogelijke gevolgen: beven, transpireren, hoofdpijn, wazig zien, hartkloppingen, hongergevoel, gedragsstoornissen, trekkingen en zelfs bewusteloosheid. Als een patiënt niet bewusteloos is en zelf kan drinken, moet hij snel water met suiker drinken. Een bewusteloze patiënt moet een injectie met glucagon of glucose krijgen. Glucagon zorgt ervoor dat er in de lever meer glucose wordt vrijgemaakt en aan de bloedbaan wordt afgegeven.

Wanneer patiënten te weinig insuline hebben gespoten, te weinig lichaamsbeweging hebben gehad en/of te veel hebben gegeten, kan hyperglykemie ontstaan. Het kan ook komen door koorts en/of ziekte. De gevolgen van hyperglykemie zijn: veel plassen, dorst en vermoeidheid. De patiënt kan in coma raken. Bij hyperglykemie moet de patiënt snel een injectie met insuline krijgen. (Zie ook: Diabetes.)

Vreemd gedrag na een schedeltrauma

Als de patiënt korter dan twee weken geleden een klap of stoot op, of een ongeval met zijn hoofd heeft gehad, en hij gedraagt zich anders dan anders, kan hij een hersenbeschadiging hebben. Misschien is er een zwelling of een bloeduitstorting in de schedel.

Triage

Vreemd gedrag/verwardheid is een alarmsymptoom. Het kan van de omstandigheden afhangen of er met spoed gehandeld moet worden, of dat actie nog even uitgesteld kan worden.

U1

Agressief gedrag waarbij er gevaar is voor de omgeving van de patiënt of voor de patiënt zelf, is natuurlijk een levensbedreigende situatie. De huisarts gaat meteen naar de patiënt, eventueel in combinatie met de ambulance, politie en/of iemand van de geestelijke gezondheidszorg.

U2

Als bekend is dat de patiënt suikerziekte heeft en hij is verward, kan het zijn dat hij een hypoglykemie heeft (gluc < 3,5 mmol/l) of een hyperglykemie (gluc > 20 mmol/l). De huisarts kan nog even het consult afmaken waar hij mee bezig, maar dan moet hij naar de patiënt toe.
Dat geldt ook voor een patiënt die zich vreemd gedraagt en korter dan twee weken geleden een schedeltrauma heeft gehad.
Patiënten die zich bizar of geagiteerd gedragen, moeten allemaal met spoed gezien worden, zeker als er een kind aanwezig is.

U3

Als er geen levensbedreigende situatie of spoedsituatie is, is plotselinge of toenemende verwardheid een reden om de patiënt binnen enkele uren door de huisarts te laten onderzoeken. Het toestandsbeeld wijst op een delier.

U4

Reden om een patiënt dezelfde dag op het spreekuur te laten komen, is het gegeven dat de patiënt erg angstig is. En ook als de patiënt al lange tijd verward is, nooit hulp wilde en nu ineens wel, geef je hem dezelfde dag een afspraak.

Register

aambeien   163
aanvalsgewijze positieduizeligheid   91
ABCD   19
abces   122
accommodatie   165
acute blindedarmontsteking   73
acute duizeligheid   89
acute keelpijn   121
acute prostatitis   201
acute urineretentie   68
acuut glaucoom   166
ademhaling   20
ademnood   139
ademwegobstructie   141
adrenaline   116
afweerreactie   126
alarmsignalen   25
alveoli   101
anafylactische shock   116, 138
anafylaxie   115
aneurysma, scheur in   66
angina pectoris   184
antibioticum   123
appendix   73
astma   103, 143
atherosclerose   92
aura   111
AV-knoop   95

babybronchiolitis   103
bacteriële ontsteking van strotklepje   139
balanitis   201
Bechterew, ziekte van   192
been, dik, rood   35
bejaarden, duizeligheid   91
beklemde liesbreuk   60, 73

benauwdheid   138
benauwdheidsklachten   104
benigne paroxismale positieduizeligheid   91
benigne prostaathyperplasie   68
beroerte   155
bindvlies   165
bindvliesbloeding   171
blaasontsteking   199
blefaritis   170
blindedarmontsteking   60
blindedarmontsteking, acute   73
bloeding onder het bindvlies   171
bloedneus   48
bloedsomloop, tragere   36
bloedstolsel   36
BMR-vaccin   131
botontkalking   192
BPPD   91
bronchioli   103
bronchiolitis   103, 142
bronchitis   102
buikpijn bij kinderen   58
buikpijn bij volwassenen   65
buitenbaarmoederlijke zwangerschap   67
bypassoperatie   185

Campylobacter   82
cataract   171
chalazion   171
Chronic Obstructive Pulmonary Disease   144
chronisch zieken   26
conjunctiva   165
conjunctivitis   168

contactlens 169
contextuele factoren 26
COPD 104, 144
cornea 165
cornea-erosie 170
coronair angiografie 185
coronaire vaten 182
corpus ciliare 165
corpus vitreum 166
corticosteroïd 104
cranberryproducten 203
CVA door bloeding 156
CVA door vaatafsluiting 155

darm, gedraaid 61
darmafsluiting 61, 62, 161
darmen, spastisch 74
darmkrampjes 62
dauwworm 143
decompensatio cordis 141
delier door alcoholmisbruik 215
deliriumtremens 215
diarree bij obstipatie 160
diarree, paradoxale 83
diazepam 128
diepe, veneuzetrombose 36
diverticulitis 71
dotteren 185
draaiduizeligheid 89
droge ogen 170
dubbelzien 168
duizeligheid bij bejaarden 91
duizeligheid met draaigevoel 89
duizeligheid zonder draaigevoel 89
duizeligheid, acute 89

embolus 36
epididymitis 201
epiglottitis 101, 139
epinefrine 116
Epipen® 117
episcleritis 170
Escherichia coli 82
evenwichtsorgaan 89
exacerbatie 143, 144
extrasystole 98

FAST-test 31, 153
fissuren 163
frambozentong 122

galblaasontsteking 68
galsteenkoliek 68
galstenen 68
gecompliceerde urineweginfectie 201
gele vlek 165
gezwel, kwaadaardig 72
glasachtig lichaam 166
glasvochtbloeding 168
glaucoom, acuut 166
gonokokkeninfectie 169

H3N2-virus 129
hartinfarct 183
hartinfarct, dreigend 184
hartkloppingen 95
hazenlip 179
Heimlich-manoeuvre 141
herpes-simplexvirus 170
hersenen, vaatafsluiting 155
hersenenbloeding 156
hersenvliesontsteking 127
hoesten 100
hoofdpijndagboek 114
hoornvlies 165
hordeolum 172
hyperthyreoïdie 97
hyperventilatie 94, 148
hyperventileren 92

ileus 61
infectie 126
inhalatietherapie bij astma 143
inhalers 104
intakefase 24
invaginatie 62
iris 165

kamervocht 166
keelpijn 121
keelpijn, acute 121
keratitis 170
kinderen met koorts 126
kinderen, buikpijn 58

kinderen, kinkhoest 102
kinderen, otitis media acuta 176
kinderen, pseudokroep 103
kinderziekten, besmettelijkheid 133
kinkhoest 102, 146
klaplong 140
koliekpijn 73
koorts bij kinderen 126
koortsstuip 128
kortademigheid 138
kransslagaderen 182
kwaadaardig gezwel 72

lagerugpijn 190
lasogen 170
lens 165
lenzenvloeistof 169
liesbreuk 60, 73
longblaasjes 101
longembolie 36, 140, 186
longontsteking 101, 145
loopoor 177
loperamide 85, 88
luchtweg 19

macula 165
maculadegeneratie 171
manoeuvre van Heimlich 141
mastoïditis 177
MenC-vaccin 131
Ménière, ziekte van 90
meningitis 177
metastase 192
migraine 111
moederkoek, loslating van 67
monnikskapspier 111

netelroos 116
netvlies 165
netvlies, loslating van 167
niersteenkoliek 69
nierstenen 69
nitroglycerine 184
norovirus 82

obstipatie 160
oedeem 37, 142

OME 177
onderhoudsmedicatie 104
ontlasting 74
oogdruppels 174
oogklachten 165
oogrok 165
oogwit 170
oogzalf 174
orthostatische hypotensie 92
osteoporose 192
otitis media met effusie 177

paracentese 177
paracetamoldosering 180
paradoxale diarree 83, 160
parasiet 83
paroxysmaal boezemfibrilleren 96
pelvic inflammatory disease PID 73
Percutane Transluminale Coronair Angioplastiek 185
peristaltiek 74
petechiën 127
Pfeiffer, ziekte van 123
PID 73
pijn op de borst door hart of kransslagaderen 182
pijn op de borst, psychische oorzaken 187
plaszakje 203
pneumonie 101, 145
pneumothorax 140
positieduizeligheid 91
postnasal drip 105
postpartumpsychose 217
probiotica 88
prodromen 111
prostaat, vergrote 67
prostaathyperplasie, benigne 68
protocollen in NHG-Telefoonwijzer 17
pseudokroep 103, 142
pupil 165
pyelonefritis 201

radix 191
rectiole 128
regenboogvlies 165
reizigersdiarree 82, 84
retina 165

rijbroekanesthesie 192
Rijksvaccinatieprogramma 131
risicofactoren hartziekten 185
risicogroepen 26
roodvonk 133
rotavirus 82
rugpijn 190

Salmonella 82
scheur in aneurysma 66
schrijfhouding 51
sclera 165
scleritis 170
slijmvlies 100
slokdarmkramp 187
sneeuwblindheid 170
spanningshoofdpijn 111
spastische darmen 74
spit 190
staar 171
stafylokokkenpneumonie 146
stent 185
streptokokken 133
stress 75
strontje 172
strotklepje, bacteriële ontsteking 139

talgkliertje, verstopt 171
temperatuur meten 137
TIA 157
toxines 83
tragere bloedsomloop 36
triage 16
Triagecriteria 17
trichloorazijnzuur 49
triptanen 112
trombolyse 156
trombose, diepe, veneuze 36
trommelvlies doorprikken 179
twaalfvingerigedarm 66

uitdroging bij diarree 84
uitvalsverschijnselen 154
urethra 68
urethritis 201
urineretentie, acute 68
uvea 165

vaatafsluiting in de hersenen 155
vaatafsluiting in oog 168
vaatvlies 165
ventrikelfibrilleren 183
vergrote prostaat 67
verminderd bewustzijn 20
verslikken 141
verstopt talgkliertje 171
vertigo 89
verwardheid 213
vezelrijke voeding 163
vijfde ziekte 132
virusinfectie 106
vlinderexantheem 133
voedingsvezelrijk 163
voedingsvezels 75
voedselvergiftiging 83
volvulus 61
volwassenen, buikpijn 65
vreemd lichaam in de keel 141
vuiltje in oog verwijderen 174

warmtestuwing 136
waterpokken 132
wormvormig aanhangsel 73

zesde ziekte 132
ziekte van Bechterew 192
ziekte van Ménière 90
ziekte van Pfeiffer 123
zuurbranden 187
zwangerschap, buitenbaarmoederlijke 67
zweepslag 37

GPSR Compliance
The European Union's (EU) General Product Safety Regulation (GPSR) is a set of rules that requires consumer products to be safe and our obligations to ensure this.

If you have any concerns about our products, you can contact us on

ProductSafety@springernature.com

In case Publisher is established outside the EU, the EU authorized representative is:

Springer Nature Customer Service Center GmbH
Europaplatz 3
69115 Heidelberg, Germany

www.ingramcontent.com/pod-product-compliance
Ingram Content Group UK Ltd.
Pitfield, Milton Keynes, MK11 3LW, UK
UKHW051250180426